>>> 每天学点中医丛书 <<<

张庆祥/总主编

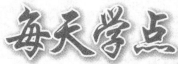

中医辨证

MEITIANXUEDIANZHONGYIBIANZHENG

主编 / 董桂英

U0213599

中国医药科技出版社

内 容 提 要

本书为《每天学点中医丛书》之一，全书学习时间共分 12 周，每周 7 天的内容。从"认识中医辨证"说起，每周分别介绍一种辨证方法，包括表里辨证、寒热辨证、虚实辨证、阴阳辨证、气血辨证、津液辨证、脏腑辨证、六经辨证、卫气营血辨证和三焦辨证，最后总结了辨证与中医养生的关系。内容从浅入深、从分散到综合，讲述中还穿插了一些生动的医案故事。希望通过本书的学习，能为您打开一扇通往中医的大门。

图书在版编目（CIP）数据

每天学点中医辨证 / 董桂英主编 . —北京：中国医药科技出版社，2014.1
（每天学点中医丛书）
ISBN 978-7-5067-6359-2

Ⅰ . ①每⋯ Ⅱ . ①董⋯ Ⅲ . ①辨证论治 Ⅳ . ① R241

中国版本图书馆 CIP 数据核字（2013）第 205938 号

美术编辑 　陈君杞
版式设计 　郭小平

出版　中国医药科技出版社
地址　北京市海淀区文慧园北路甲 22 号
邮编　100082
电话　发行：010-62227427　邮购：010-62236938
网址　www.cmstp.com
规格　710×1020mm $^1/_{16}$
印张　14 $^1/_4$
字数　193千字
版次　2014年1月第1版
印次　2014年1月第1次印刷
印刷　北京地泰德印刷有限责任公司
经销　全国各地新华书店
书号　ISBN 978-7-5067-6359-2
定价　**29.80 元**

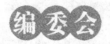

总 序

TOTAL ORDER

近年来,中国社会发展的步伐稳健而踏实,各方面所取得的巨大成就令世界瞩目。科学技术迅猛发展,全民经济收入不断提高,令公众对健康保健越来越重视,对中医药的健康需求也越来越多。见诸于报刊杂志、广播电视中的养生保健宣教或科普书籍应运而生,如火如荼,空前繁荣。然而,受到各方面的局限,或对中医学缺乏全面的认识,或在认识的层面上有所偏差,一些栏目与书籍或显得阳春白雪过于专业而清高,或失于严谨而肆意发挥难传真谛,或因对象不明而自云其事令言辞晦涩难懂,或因夸大其词者而令人侧目存疑。由此使得广大民众无所适从,或难解其义,或人云亦云,甚至上当受骗。如何适应广大民众养生保健的需要,为之提供既有专业知识,又通俗易懂的中医药科普读物,成为一种急迫的社会需求。

如今随着科技的发展,信息交流的加快,东西方文化的碰撞与相互影响越来越大,中国传统文化遗产的保护越来越受到国家政府的重视。中医学,是中华民族独有的医学体系,是我们祖先在漫长的生活实践中与自然界不懈斗争的实践经验的积累,是古代劳动人民适应自然、利用自然、趋利避害的知识与智慧的结晶,是立足于华夏大地的一门本土创新的学问。她为中华民族的繁衍昌盛做出了巨大贡献,并为世界医学的发展发挥了极其重要的作用,可以说没有中医学,就没有中华民族的今天。

中医学知识浩如烟海、博大精深,毛泽东曾经说过:"中国医药学是一个伟大的宝库,应当努力发掘,加以提高。"一个学科的生存与发展离不开知识的传承,而知识的传承,仅专业人员的努力是远远不够的,必须要有广大民众的参与。中医学是来源于人民大众的"民间医学",是与广大民众密不可分的"草根文化",中医学之与民众,犹如鱼与水,草根与土壤,因此中医知识的传播离不开广大民众的参与,更要依靠科学普及的力量,做到"继承不泥古,发扬不离宗",于是这套《每天学点中医丛书》便应运而生。

缘分使然。去年春天一个偶然的机会,我有幸得遇中国医药科技出版社的编辑,一番交谈,一拍即合,心中虽不成熟的想法却得到了出版社有关领导的鼎力支持。为适应当前广大民众学习中医药知识,扩展视野,充实自我,并为养生保健等切身需求有直接的帮助,决定编写出版此套丛书。其初衷要求以通俗的语言讲解中医学理法方药等实用知识,力求从简单入手,每天学习一点,积少成多,通过一定时间达到系统学习进而掌握中医学基本知识的目的,并做到学以致用,为全面了解中医药学的大体框架,指导养生保健与应用中药、方剂、针灸、推拿等打下一定的基础。经过多番思考与交流,我们最终决定本丛书定名为《每天学点中医丛书》。

为保证丛书编写的顺利进行,我与中华中医药学会首席健康科普专家刘更生教授多次商讨研究,集思广益,最终组成了丛书的委员会人员,拟定了丛书编写大纲与编写体例,提出了以高起点、高标准完成编写任务,并力争将其打造成中医药文化普及与传播的精品。分别聘请了山东中医药大学从事中医药相关学科教学与研究的专家学者,分别担当《中医基础》、《实用中药》、《实用方剂》、《中医诊断》、《中医脉诊》、《中医食疗》、《中医进补》、《中医历史》等各分册主编,为加强丛书的实用性与可行性,更有意聘请了附属医院内科、外科、针灸、推拿等一线的科室主任或临床专家分别出任《中医辨证》、《中医舌诊》、《中医美容》、《中医针灸》、《中医推拿》、《中医艾灸》、《中医拔罐》等分册主编,他们或为已功成名就的教授学者,或为享誉中外的临床名家,共同满怀着对中医药学的热爱,不计得失而奉献付出,将经验或精华浓缩为一本本图书奉献给大家。

人们常说"讲课能够被人听懂的老师,才是真正的好老师。"为此,本套丛书的编写原则拟定为:运用通俗易懂语言,讲述中医药专业理论;结合医案故事等实际,帮助记忆相关知识;联系例举临床验案,解读中医实用技能……。在撰写的过程中,有关人员多次碰头交流心得体会,数次修改编写大纲,深入研讨并彼此学习参考各分册样稿,最后决定本书的编写计划。经过全体编著者一年多的不懈努力,《每天学点中医丛书》一套 15 本才得以呈现在读者面前。

本丛书以中医药专业基础层次的学生或研究生、中医药爱好者以及以养生保健为目的的社会民众为主要对象。丛书以系统性与普及性相结合,专业性与实用性相结合为特点。对于喜欢中医药学的从业者或爱好者,可以学到中医学基础知识、中医诊断、中药方剂,以及临床各科针灸、推拿等专业知识,还可以学到常用的灸疗、拔罐、皮肤美容、食疗、进补等实用技术和养生保健知识;对于中医的初学者,则能从中深化对中医药理论以及舌诊、脉诊、辨证等知识的深入理解,以拓宽思路、开阔视野,更好地为中医临床服务。"春华秋实,根深叶茂",相信通过大家的学习,我们能够达到预期的目的。

目标高远而落实有期。囿于水平有限、经验不足,见于分册中则或见中医术语的应用、语言文字的表达、临床医案的例举、生活典故的运用等,难免有不足或欠妥之处。诸如此类,有待改进的地方颇多,在此诚心恳请大家在阅读之中,及时记录并反馈给我们,以利于进一步完善提高。

张庆祥
癸巳年季冬于泉城济南

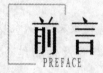

前言
PREFACE

　　随着社会的发展,生活质量地不断提高,越来越多的人追求延年益寿与身体健康。由于生活节奏不断加快,生存压力也不断加大,心脑血管病、糖尿病、抑郁、焦虑、失眠等都已成为当代社会的流行病,这些病仅靠单纯的西医治疗方法已经不能解决问题。随着全球性的气候变暖和自然环境的改变,感染性疾病的性质也发生了改变,诸如艾滋病、传染性非典型肺炎(简称 SARS)、还有滥用抗生素产生变异的"超级细菌",使西医学面临着严峻的挑战。越来越多的有识之士转而寻求中医的解决方法,希望从中找到攻克这些顽疾的"良药"。普通民众的健康保健意识越来越强,渴望向古老传统的中医宝库寻求防病治病、保持健康的"秘方"。人们不但选择中医药作为治疗疾病的手段,还希望了解中医学,学习中医学,以掌握防病治病,养生保健的方法。

　　中医学历经几千年的发展,已经形成了丰富的养生理念和防病治病方法。辨证则是中医学的精髓,它是将中医基本理论落实到临床实践的桥梁。辨证是中医治疗疾病的基础,没有辨证,中医就不能处方用药。对于复杂易变的人体疾病过程,中医开展辨证论治,成功地对人体进行整体认识和宏观调控治疗,千古盛行,至今不衰。

　　中医学迁延流行数千年,历代医家以《黄帝内经》为基础,结合自身的丰富临床经验,创立了多种辨证方法,比如八纲辨证、脏腑辨证、病性辨证、卫气营血辨证、三焦辨证以及经络辨证。诸多的辨证方法临床上怎么选择? 浩如烟海的古典医书怎么来读? 人们该怎样来学习中医辨证? 本书就是针对以上问题,用通俗易懂的语言向读者介绍如何认识和学习中医辨证,并希望通过这本书让大家初步学会中医辨证的基本方法;同时还可帮助热爱中医的普通人在中医辨证理论指导下选择自己适宜的中医养生保健方法。

　　本书是笔者在承袭前贤后圣的辨证理论和经验基础上,将三十余年的辨证心得呈现在该书中。一得之见,实难反映中医学的博大精深,只能算是抛砖引玉,恳请专家和读者给予批评指正,以便今后修改。

董桂英

2014 年 1 月于济南

目录
CONTENTS

认识中医辨证

第**1**天

此"辨证"非彼"辩证"

中医是辨证的，每个中医人对此谙熟于心，当今这句话也不断见诸报纸杂志的文章之中，成为时髦的健康话题中必不可少的关键词。然而，很少有人认真推敲或者提出过质疑：此"辨证"与哲学意义上的"辩证"一词有何区别？事实上，中医学的"辨证"并非哲学的"辩证"，两者有着本质上的区别。如果二者混淆将影响人们对中医学的整体认识，甚至会产生误导。

"辩证"是马克思和恩格斯创立的辩证唯物主义的世界观和方法论，是关于事物和世界的联系和发展现象的学说。中国古代哲学中，辩证是一种重要的逻辑思维方式。《墨经·经上》说："辩，争彼也。辩胜，当也。"认为"彼"是辩论的对象，"辩"是对彼进行争论，或谓之是，或谓之非。这指导我们在对待生活中的问题时要合乎辩证法，要用一分为二的、全面的观点和方法看问题。

1. 中医学上的"辨证"

《说文解字》中解释说："辨，判也。"辨析考证，作为中国哲学的一种思维方式，演化成为中医学理论体系独特的诊治特点。辨证就是在认识疾病的过程中确立证候的思维和实践过程，即将四诊（望闻问切）所收集的有关疾病的所有资料，包括症状和体征，运用中医学理论进行分析、综合，辨清疾病的原因、性质、部位及发展趋向，然后概括、判断为某种性质的证候的过程。通俗地讲，"辨"就是运用中医学理论对已获取的疾病信息进行分析归纳，整理提炼出"证"的过程，也就是说"辨"的结果是得出"证"。

"辨证"的中心词在于"证"，即证候，是疾病过程中某一阶段或某一类型的病理概括，一般由一组相对固定的、有内在联系的、能揭示疾病某一阶段或某一类型病变本质的症状和体征构成。证候能够揭示病变的机制和发展趋势，中医学将其作为确定治法、处方遣药的依据。

由此可以看出，中医学"证"的内涵，绝非等同于单纯的症状，它体现的是对疾病在某一阶段的全面认识，更深刻地反映了病变的实质。

2. "证"与"病"是不同的

学习辨证的另一方面是要认清"证"与"病"的区别。病有一定的致病原因，发病有共同的特点，经历不同阶段，虽然不同患者表现可有所不同，但基本特点和病理是一致的。比如头痛这个病，根据其发病原因不同，分为外感头痛和内伤头痛。外感头痛又有风寒证、风热证、风湿证；内伤头痛又分肝阳证、肾虚证、血虚证、痰浊证、瘀血证等不同证型。清代医家徐灵胎说："病之总者为之病，而一病总有数证"。也就是说，病可以概括证。辨病名，必先辨证。

3. 中医辨证的意义

诊断先从辨证开始，再进一步辨病，辨病之后又再进一步辨证。古代，对病的认识有一个过程，有的认识与当代相近，如疟疾，早在 2000 年前就被认为是一个独立的疾病；有的认识则不确切，把一类证候指为病。现代，对人类的常见病基本都有了相当的认识，尤其对许多传染病、遗传性疾病的发病原因已研究到了分子水平。既然这样，辨证还有没有意义？回答是：有。首先，因为病有不同阶段，不同阶段病的特点、人体的反应不同，表现为不同的证，治疗的方法也应有差异，一方一法包治一病，不是最佳的方案。因此，辨证论治并不是说中医不讲究辨病，而是强调辨证已包括于辨病中了。其次，也是最重要的，古人叫异法方宜，即由于个人禀赋、强弱、居处环境、饮食结构、社会环境、地理环境、年龄性别、经受治疗等方方面面的不同，同一种疾病表现千差万别，再合理的治疗方法都难适应这样的差异，落实到具体患者身上，往往就不是最佳治疗方法。因而，辨证就是针对每个具体的患者，抓住"证"给予论治，提供最适合患者的治疗方法。大量的临床资料表明，这样的诊治方法，可以达到疗法合理、疗效显著、病期缩短、病痛减轻、生活质量提高的目的，无疑该归功于辨证。

辨证的方法很多，是历代医家通过长期临床实践创造的。如八纲辨证、病因辨证、气血津液辨证、脏腑辨证、经络辨证、六经辨证、卫气营血辨证、三焦辨证等等。其具体的辨证意义和方法，我们将在后面的时间详述。

辨证论治是中医学的特色与精华，是中医在诊治疾病时应当遵循的原则。对疾病进行辨证诊断，是中医学应有的、独特的内容，它是立法处方的主要依据。无论疾病病种是否明确，辨证论治都能够根据每个人的具体病情进行灵活处理，从而大大提高了中医学对疾病的处理能力。

第2天

辨证的由来与发展

"余每览越人入虢之诊，望齐侯之色，未尝不慨然叹其才秀也。"这是张仲景《伤寒杂病论》序中的一句话，其中所说的"越人"便是战国时期著名的医生秦越人，即扁鹊。中医辨证的前提是通过望闻问切四诊收集资料。

下面我们分享一则耳熟能详的故事，从中可以看出中医辨证论治的端倪。

扁鹊路经齐国时，拜见了齐桓侯，便直率地说："您有病了，您的病在皮肉之间，还容易治疗，您如果不治就会耽误治疗的时机。"齐桓侯并未听信扁鹊的劝告，还毫不在意地说："寡人素往身体很好，没有一点不舒服的感觉。"过了五天以后，扁鹊上前又对齐桓公说："您的病已在血脉了，如果再不治疗的话，您的病将要恶化。"齐桓侯听后毫不介意地说道："寡人身体很好，不会有什么病的。"又过了五天，扁鹊复见齐桓侯，看见齐桓侯面色灰暗，立即向他说："您的病已到了肠胃之间，如果您不抓紧治疗将有生命危险。"齐桓侯听后很不高兴，并且也不理睬扁鹊了。又过了五天，扁鹊拜见齐桓侯，看见齐桓侯面色晦暗无光泽，神色已大伤，死期将要临头，药物已经难以挽救了。于是这次扁鹊默默不语地离开了。当齐桓侯发觉扁鹊已经走掉，就马上派人追询。扁鹊很直率地说："齐桓侯的病很重啊！如果病在皮肉之间，我可以用汤药、热熨的方法来治疗，以祛除病邪；如果病在血脉，我可以用针石来刺激它，祛除血脉的病邪；如果病在肠胃，还可以用酒剂治疗；如果病在骨髓里边，我就束手无策了，就是管生死的神仙下凡，也是无济于事的！"五天之后，齐桓侯果然得了重病不能起床了，就急速派人去请扁鹊，但扁鹊已经离开了齐国，不久齐桓侯的病越来越重，最后不能医治而病故了。

可见，早在公元前5世纪扁鹊即可通过望色判断病证及其病程演变和预后，并针对不同的病证加以治疗。

几千年来，"辨证论治"作为中医理论总的指导思想，不断地指导着我国的医学实践，并在广泛的医学实践中得到进一步的证实和发展。它的产生和发展贯穿着中医学发展的始终，它是中医学的灵魂也是西医不可替代的独特优势。

1. 辨证论治的起源和发展

追溯到远古时期，当时的人们不可能对疾病的诊断和症状的鉴别有深入的认识，所用药物治疗主要是凭借经验。马王堆三号汉墓出土的帛书《五十二病方》中就有"骨疽倍白蔹、肉疽倍黄芪、肾疽倍芍药"的记载，这些对症治疗的例子说明当时对辨证论治具备了初步的认识和实践。

《黄帝内经》是我国现存医书中最早的典籍之一，总结了战国以前中医理论和临床实践。它的问世，不仅开创了中医学独特的理论体系，也为辨证论治奠定了理论基础。

《黄帝内经》虽未明确提出辨证论治的治疗原则，但已蕴含着辨证论治的思想。首先，《内经》所创立的辨证论治理论借用阴阳五行学说这一具有朴素的唯物论内容和自然辩证法因素的古典哲学思想为指导，解释机体内在运动的规律性，如运用阴阳对立统一说明机体内环境的统一关系，运用五行学说中的"生克制化"关系说明机体内部脏与脏之间的控制与调节。其次，《内经》中"正气存内，邪不可干……邪之所凑，其气必虚"的思想，从正气与邪气两方面的辨证关系上建立了发病学的基本观点。再次，在治疗上着重强调整体观念下"因人、因时、因地制宜"的辨证思想，强调机体在同疾病斗争中抵抗力的作用。如《素问·至真要大论》谓"谨守病机，各司其属"，其实质即在临证中当周密地进行辨证论治之意。又如"病机十九条"为后世脏腑辨证、病因病性辨证树立了执简驭繁的法则，奠定了坚实的基础。

如果说辨证论治的思想孕育于《内经》，那么《伤寒杂病论》的产生对辨证论治的发挥和发展起到了巨大的作用。

《内经》和《难经》问世后的几百年，中医学有了显著的发展。东汉末年，著名的医学家张仲景在《内经》和《难经》等理论基础上进一步总结了公元三世纪以前的医学成就，结合自己的临床经验，写成了《伤寒杂病论》。在本书中，张仲景匠心独运地对整个外感病的发展变化过程，根据病邪侵害经络脏腑的部位、邪气的盛衰、正气的强弱，以及有无宿疾等条件进行了详述，创造性地提出了六经分经辨证的治疗原则和六经传变的理论。

《伤寒论》提倡"六经辨证"，《金匮要略》提倡"脏腑经络先后病"，"辨证论治"的内涵由此奠定。其最主要的内容是无论"外感"与"杂病"的病证，都不能凝固地、一成不变地看待疾病，疾病的全过程是一个变化的过程。《伤寒杂病论》是中医学中成功地运用辨证论治的第一部专书，是后世学习和掌握辨证论治的典范。

唐宋以后中医药学发展呈现繁荣景象，著名医家辈出。特别是金代成无己开注解法研究《伤寒杂病论》的先河，促进了医家对《伤寒杂病论》辨证论治思想的认识与实践。同时出现了大量的方剂整理专著，但是以"病"为着眼点的大量治疗方剂由于应用指征庞杂笼统，疾病表象复杂多变，医者病家难以实践。而许多以"证"为治疗靶点的中医方剂，由于应用指征确切，治疗效果明显，便于实践，故辨证论治的模式逐渐广泛应用于临床并取得显著效果，而且历经久远，不断发展。

金元时期，形成了以金元四大家为代表的中医学百家争鸣的可喜局面，出现了寒凉派、攻邪派、补土派和滋阴派等不同的学术派别，虽然医家之间存在着派别和观点之争，但是医家发现了只要在治疗中贯彻辨证论治原则，就无所谓分歧了。中医学的独特诊疗原则——辨证论治自此真正地普及到每个疾病中，并以此为核心，形成了完整的从生理到病理、从诊断到治疗的比较一致的、自然哲学式的理论体系。

至明末清初，叶天士著书《温热论》确立了以"卫气营血"为温病的辨证细领。在治法上，他提出了"在卫，汗之可也；到气，才可清气；入营，犹可透热转气；……入血，就恐耗血动血，直须凉血散血"的原则。在温病的诊断上，他还发展了辨舌、验齿、辨斑疹、辨白痦等独特的诊断方法。与叶同期，吴鞠通著书《温病条辨》，书中以三焦为纲，病名为目，论述风温、风热、温疫、温毒、湿温、秋燥、暑温、冬温、温疟等九种温病的论治，并根据叶氏经验，总结出清络、清营、育阴等各种治法。温病学说中的"卫气营血"辨证和"三焦"辨证开辟了外感热病治疗新途径，至今对于急性传染性热病的治疗起着指导作用。

从《黄帝内经》《伤寒杂病论》《千金方》到《温病条辨》《太平圣惠方》《圣济总录》《普济方》《本草纲目》等，都围绕理法方药，贯彻辨证论治的指导思想，从而达到治病救人的目的。从八纲、六经、卫气营血、三焦几个辨证法则来看，尽管论述的方法不同，但基本原理不外乎以临床客观证候为辨证依据，进行病因、病理、治疗分析，有机地把客观的证和主观的思维紧紧地拉在了一起。

2. 辨证论治的现代意义

辨证论治的理论起源于《内经》和《难经》，发挥于《伤寒杂病论》，而至汉及清得到不断发展充实和完善。当人类社会进入 21 世纪，西医学已进入方法学的死胡同，它不能像中医学那样对个体功能失调作出精确的特异的判断并进行治疗。西医盲目用药的现象很普遍，动不动就用抗生素、激素，经常服用很容易造成药物依赖，破坏人体自身的免疫力。中医学的辨证论治既不需要精细的理化数据和高精尖的诊断仪器，也不干扰机体生命活动，它运用宏观分析和微观论证方法着眼于贯穿疾病全过程的基本矛盾，对人体进行望、闻、问、切四诊综合的动态观察。它是建筑在唯物论的基础上的，以对立统一的观点来研究人体内环境以及人体与自然界之间互相斗争的运动平衡规律。由此看来，这种独特的辨证方法具有精深的学术水平和独特的优势是无可非议的。

当今，随着个体化医疗模式的发展，中医学辨证论治神机独运，以其独特的优势，在解决西医药尚解决不了的临床疑难危重症等问题时大显身手，为医学做出了巨大贡献。

第3天
辨证和论治的关系

辨证论治是中医学理论体系的主要特点之一。辨证和论治是诊疗疾病的两个过程。前篇我们讲到了辨证，辨证是认识疾病的过程，辨证的目的是为了下一步的治疗，即论治。论治又称施治，是根据辨证的结果，确定相应的治疗方法。

辨证是决定治疗的前提和依据，论治是治疗疾病的手段和方法。通过辨证论治的效果可以检验辨证论治的正确与否。辨证论治的过程，就是认识疾病和治疗疾病的过程。辨证和论治，是诊治疾病过程中相互联系不可分割的两个方面，是理论和实践相结合的体现，是理法方药在临床上的具体运用，是指导中医临床的基本原则。

例如，感冒是一种疾病，临床可见恶寒、发热、头身疼痛等症状，但由于引发疾病的原因和机体反应性有所不同，又表现为风寒感冒、风热感冒、暑湿感冒等不同的证型。只有辨清了感冒属于何种证型，才能正确选择治疗原则，风寒感冒用辛温解表、风热感冒用辛凉解表、暑湿感冒用清暑祛湿解表给予适当的治疗。

【病案】李某某，女，67岁，2008年12月5日来医院就诊。通过问诊，得知该患者咳喘不能平卧半月余。患咳喘多年，近些天因寒凉而明显加重。现咳喘明显，心慌、气短、不能平卧，夜难入睡。痰多，清稀易咯，带白色泡沫，下肢浮肿。小便少，大便尚可，不思饮食，不欲饮水，稍感腹痛，有时恶心。

〈望诊〉面色黄白不泽，下眼睑浮肿，倚背而坐，痰如清水，带有白色泡沫。舌苔白而水滑。

〈闻诊〉咳嗽频频，呼吸喘促，言语声低，且气短断续。

〈切诊〉心下痞闷，不喜重按。两下肢浮肿，按之凹陷不起。六脉皆滑、数,两寸细滑带弦,右关滑,左关弦滑,两尺沉滑略弦。

〈辨证分析〉将收集的四诊资料进行综合分析,根据面色黄白不泽,言语声低,天冷季节发病,知其阳气不足。年老阳虚,肺脾功能衰减,脾运不健,肺失肃降,寒湿不化,而生痰饮。饮邪上凌心肺,故咳喘,气促心慌,不能平卧,夜难入睡。饮邪为患,故咯痰清稀,易出,量多,带白色泡沫。湿邪下注,而致下肢水肿;再兼水饮凌心,胸阳不振,水饮射肺,宣发肃降难行,不能通调水道,下输膀胱,故小便减少而水肿日增。再根据两寸脉象细滑带弦来看,知是水饮上凌心肺,关脉弦滑为水饮停滞不化,尺脉沉滑略弦,知下焦水饮停蓄而致下肢水肿。四诊合参,诊为痰饮上凌心肺。

证候明确了,则治疗原则和治疗方法也就随之而产生。

〈治则治法〉根据"急则治其标,缓则治其本"及"痰饮者当以温药和之"的原则,以降气除痰,助阳化饮之法,标本兼治。

〈处方〉三子养亲汤、二陈汤、五苓散加减:苏子10g,炒莱菔子9g,制半夏10g,陈皮10g,炙甘草6g,茯苓15g,猪苓15g,桂枝8g,泽泻10g,珍珠母30g,藿香10g,元胡9g。共3剂。

〈复诊〉服上药后,咳喘明显减轻,痰亦明显减少,小便增多,浮肿已消。能平卧安睡,舌苔转薄,脉略滑而缓和。继服上方3剂,已愈。再进3剂,以巩固疗效。

以上是一个完整的辨证论治的过程。辨证和论治是前后衔接、密不可分的两个步骤。辨证是认识疾病的过程,是论治的前提。论治是解决疾病的手段,是辨证的目的。辨证与论治,是中医诊治疾病过程中的两个重要环节,缺一不可,且同等重要,不可偏废。遣药组方也是在辨证论治的理论指导下进行的。

然而,有些医家只注重辨证而忽视论治。强调辨证是中医临床工作的核心,认为只要辨证明确了,治疗用药就迎刃而解了。其实不然,论治虽依据于辨证的结果,但具体治法和方药的选择,还有很大的灵活性和独立性。例如,肝郁脾虚证,在治法上应是疏肝健脾,但具体运用时又有或疏肝为主,或健脾为主,或疏肝健脾并重之不同。在用药上,多以逍遥散加减,其中柴胡与白芍的用量就很有讲究,或柴胡量大于白芍,或白芍量大于柴胡,或柴芍等量，也是由论治而决定。又如，同是肺热咳嗽，由于发病季节的不同，其治法与用药就有区别。发于春季者，应着重清热宣肺；发于夏季者，应佐以解暑；发于秋季者，应佐以润肺，加入百部、沙参之类。这是在论治过程中充分考虑到了季节气候对人体影响的因素。可见，治法的确定，方药的配伍，药量的大小等都是通过论治而实现。论治不是机械的、简单地给证候按法套方，而是根据证候，进行深入思考分析，把诸多重要的参考因素加入论治这个环节，制定切合病机的治法，按治法的要求选择方剂，并按病情的需要灵活地运用药物及其剂量。

古人云："病有千端，法有万变，圆机活法，存乎其人"。辨证论治不是一成不变的，而是随着证情变化而变化。所以辨证论治不是一劳永逸的，经过一次辨证论治之后，证情如有变化，第二次仍须仔细地进行辨证论治。据此立法处方才能有的放矢，从而有效地消除症状，达到治疗疾病的目的。

第4天
《黄帝内经》里的中医辨证

《黄帝内经》，简称《内经》，是我国医学宝库中现存的成书最早的一部医学典籍，是综合论述中医理论的经典著作。它的成书以古代的解剖学知识为基础，古代的哲学思想为指导，通过对生命现象的长期观察，以及医疗实践的反复验证，由感性到理性，由片断到综合，逐渐发展而成的。因此，这一理论体系在古代朴素唯物辩证法思想的指导下，提出了许多重要的理论原则和学术观点，同时也为中医辨证论治理论奠定了基础，开创了辨证论治的先河。

传统文化的"天人合一"观念，在《内经》中的体现是动态整体的辨证论治思想。在整体观的指导下，《内经》将人体的脏腑组织及其生理功能、病理变化分别归属于"五脏系统"。在五脏功能系统中，心为主导，五脏为中心，六腑、奇恒之腑相配合，经络相联系，精气神为基础和动力，共同构成人体的整体生命活动。五脏系统之间在功能上各司其职，又相互联系、相互配合，同时五脏系统还与自然界相通相应，从而维持着人体生命活动"制则生化"的生理常态。不管在养生、治病，还是在疾病的预后上，辨证论治的前提是必须要把握"动态整体"这一个重要的观念。

用于描述人体生理和病理状态的脏腑学说、经络学说和气血津液学说，从结构、形态与功能等方面描述了人体的特征与生命规律，形成了中医文化中对正常人体认识的基础理论。它们共同形成了中国古代对人体和疾病认识的基本知识架构。脏腑辨证、经络辨证、气血津液辨证在此基础上产生。

《内经》对人体的各种变化进行了类属的划分，并根据其病变的表现特点，依照当时流行的五行学说将这些特点归类，比拟为"风、寒、暑、湿、燥、火"，针对外感病提出了"六淫学说"，再将情绪的不同变化与五行五脏相联系，形成了"七情"内伤的病因理论，产生了用于描述人体病理状态的病因学说和八纲学说。后世医家在此基础上总结出了八纲辨证和病因辨证。

1. 辨证求机

《素问·至真要大论》中，提出了"谨守病机，各司其属"的辨证原则，体现了"辨证求机"的基本思想。临床上纷繁复杂的"症",均是内在病机的外在反映,如"病机十九条"中便以病机为本探讨了"脏腑病证"和"六气病证"的病机归属,前者以脏腑定脏定性,后者以六气定因定性。由此可见,证候的病机归属,主要应包括病因、病位、病性等病机内涵在内。

2. 中医治本

人们常说中医治本。"中医治本"的说法也是源自于《内经》。《素问·阴阳应象大论》指出:"治病必求于本"。在《内经》多篇中均强调了治病求本、审机论治的治疗原则。《内经》提出的"虚则补之"、"实则泻之",便是求本治则。

在"虚则补之"方面,《内经》提出了"形不足者,温之以气;精不足者,补之以味"、"气虚宜引之"、"诸寒之而热者取之阴,热之而寒者取之阳"、"散者收之、损者温之"、"燥者濡之"等治疗法则。在"实则泻之"方面,《内经》提出了"寒者热之,热者寒之"、"坚者削之,客者除之"、"结者散之,留者攻之"、"急者缓之"、"血实宜决之"、"逸者行之,惊者平之,上者下之"等治疗原则。

《内经》奠定了治则理论的基础,在《阴阳别论》《阴阳应象大论》等多篇中分别涉及了因时制宜、因地制宜、标本缓急、扶正祛邪、正治反治、表里制宜、脏腑五运补泻等治则。《内经》还指出了论治的基本思想和原则,指出了因势利导、治病求本、同病异治、标本缓急、补虚泻实、寒热温清、预防与早治等具有普遍指导意义的准则,它包括谨守病机、早期治疗、因时因人因地制宜、标本逆从、正治从治、寒者热之、热者寒之,以及扶正祛邪等重要内容。

另外,《内经》尚重视疾病的诊断。如《疟论》《痹论》《痿论》《咳论》《热论》篇等,对病因和病因作用于人体后所引起的病理变化、病位、临床表现、诊断、治疗及预后等均进行了阐述。

总之,《内经》在总结当时医学理论和实践经验的基础上,已经运用了脏腑辨证、经络辨证和病因辨证等辨证方法,提出了基于辨证基础上的治疗法则,如三因制宜法则、整体恒动观念、标本先后治则等,并确立了相应的治疗方法,讨论了许多具体病症的辨证论治问题,形成了自己的辨证论治理论体系和思想方法,为后世辨证论治理论体系的完善和发展奠定了基础。

《黄帝内经》从其整体内容来看,不仅是中医学之经典,也是人们认识自然规律和人类自身的经典,其字里行间,不仅在教医者怎样去做,同时也在教我们怎样去思考。

第5天
临床常用的辨证方法

辨证论治如此重要，在临床上，我们该怎样进行辨证论治呢？辨证的思路又是什么？比如一个患者主诉头痛，我们该怎样进行辨证及论治呢？

常用的辨证法有：八纲辨证、脏腑辨证、病性辨证、六经辨证、卫气营血辨证、三焦辨证以及经络辨证。这几种辨证法的内容是相互包容，相互联系的，它们分别从不同的角度对疾病性质进行分类。其中脏腑辨证、经络辨证、病性辨证和八纲辨证出自《内经》，是对人体生理和病理状态的描述，属于较为基本的辨证方法；而六经辨证、卫气营血辨证及三焦辨证分别出自张仲景、叶天士和吴鞠通的医学著作，它们是对《内经》中辨证方法灵活的综合运用和总结。

1. 八纲辨证——辨证论治的总纲

什么是八纲？八纲是表、里、寒、热、虚、实、阴、阳。那什么叫八纲辨证呢？八纲辨证就是对病情资料，包括症状、体征等临床资料，在中医学理论的指导之下，用表、里、寒、热、虚、实、阴、阳来进行分析，判断这个病人到底属于哪方面的问题，这样一种辨证归类的方法。八纲是 8 个字，而八纲辨证是用这 8 个字来辨别临床上的证候，所以概念不完全相同。就像我们看人，有男的、女的、老的、少的，是好人还是坏人，好、坏、老、少、男、女，假设这就是八纲。那么辨证就是辨别出这个人到底他是个好人，还是个坏人，是老人还是小孩。

八纲辨证包括表里辨证，寒热辨证，虚实辨证，阴阳辨证。

（1）表里辨证：是辨别病位内外浅深，病势进退的方法。病势是指疾病是发展了还是慢慢地消退了、好转了。如外感病，从表入里是病势发展、加重了，如果邪气外出，病势就会减轻。从病位上讲，内外深浅是个相对的概念。比如我们中医学的解剖，分皮肤、腠理、肌肉、筋骨、脏、腑，如果按这些器官来分的话，到了脏应该说病就深一点了，应该属于里，而如果在皮毛，应该是浅；皮毛相对于筋骨来说，皮毛属于表，肌肤、腠理就属于里；腠理和肉相比较的话，应该是腠理属于表，肉就属于里。表证病情较轻，多表现为皮毛等表浅的症状，比如鼻塞流涕、咳嗽咽痒；里证病情较重，多表现为脏腑等严重的症状，腹胀疼痛、便秘或腹泻。

（2）寒热辨证：寒和热是指疾病的性质。寒证大多是人体的生理功能衰退或对有害因素的适应性反应能力低下的表现，比如畏寒喜暖，痰涎清稀；热证大多是对有害因素反应能力旺盛的表现，诸如发热、烦躁，痰涎黄稠。

（3）虚实辨证：虚和实是人体与致病因子相互斗争状态的反映，主要是辨别邪正盛衰的纲领。体现邪气和正气二者之间的关系，虚证表现为正气不足，是全身功能或某种重要脏器功能衰弱表现；实证是邪气有余。

（4）阴阳辨证：是八纲辨证的总纲。其他的六纲——表里、寒热、虚实，不能够互相概括，只有阴阳可以概括。当见到属于抑制、沉静、衰退、晦暗等表现的里证、寒证、虚证一般归属为阴证，临床可见面色㿠白或黧淡，精神萎靡，倦怠乏力，畏寒肢冷，气短声低，口淡不渴，小便清长，大便稀溏，舌淡胖嫩，舌苔白，脉象沉迟无力。而当临床上见到兴奋、躁动、亢进、明亮等表现时，多为体内热邪壅盛或脏腑阳气偏亢，诸如面红目赤，烦躁不安，发热，口渴喜冷饮，声高气粗，大便秘结，小便短赤，舌红苔黄，脉象洪数有力这类症状。

2. 脏腑辨证——内伤杂病的辨证方法

什么叫脏腑辨证？就是根据脏腑的生理、病理特点，对照病情、临床表现，结合八纲、气血津液辨证等其他辨证方法，对疾病的症状、体征及有关的病情资料进行分析归纳，从而确定病变的脏腑部位、性质等，并据此制定出正确的治疗方案。这种方法主要用于内伤杂病，亦为其他各科辨证的基础。当我们见到心慌、胸闷气短、面色淡白，脉虚或结代，就可以基本断定这是心的一组证候，如果是心气虚，则还有神疲乏力、活动后症状加重；如果是心阳虚，还有畏寒肢冷、舌淡胖等症状；心血虚则伴有失眠多梦、头晕眼花、面色萎黄的症状。

3. 病性辨证——辨疾病性质

病性，就是病变的本质属性。病性辨证包括了病因、六淫、气血津液等内容。有风、寒、暑、湿、燥、火、脓、痰饮、食积、虫积、气虚、气滞、血虚、血瘀、阳虚、阴虚、亡阴、亡阳、津液亏虚，以及喜证、怒证、忧思证、悲恐证等等。

以气血津液辨证为例：气血津液是脏腑正常生理活动的产物，受脏腑支配，同时它们又是人体生命活动的物质基础，一旦气血津液发生病变，不仅会影响脏腑的功能，亦会影响人体的生命活动。反之，脏腑发生病变，必然也会影响气血津液的变化。

气血津液辨证可分为气病辨证、血病辨证和津液辨证。

（1）气病辨证一般概括为气虚、气陷、气滞、气逆四种。例如气虚证，是指体内营养物质受损或脏腑功能活动衰退所出现的证候。夏天很多人都有这样的经历：自汗、神疲乏力、头晕目眩，在活动后加重，这是典型的气虚证。这是因为暑湿耗气，可以适当采取防暑降温的措施。空调并不是惟一的解决办法，可以适当应用像荷叶、香薷等清暑、益气的中药。

（2）血病的常见证候，可概括为血虚证、血瘀证和血热证。以血瘀证为例，凡体内血行受阻，血液瘀滞，或血离于经而瘀阻于体内所引起的病变证候，均属血瘀证。症状见局部痛如针刺，部位固定，拒按，或有肿块，或见出血，血色紫暗，有血块，面色晦暗，口唇及皮肤甲错，舌质紫暗，或有瘀斑、脉涩等。

（3）各种原因所致水液代谢障碍，或津液耗损证候，均可称之为津液病。津液病变，一般可概括为津液不足和水液停聚两方面。以水液停聚证为例，水液停聚多由肺、脾、肾和三焦等脏腑功能失常，使津液代谢发生障碍，造成水湿潴留，而形成痰、饮、水肿等病证。

药物和方剂的功效，比如清热、散寒、祛痰、化饮、补气、补血、补阴、补阳、行气、化瘀，它和我们讲的病性是直接相应的。辨证为血瘀，就必然要活血化瘀；辨证是气虚，就必然要补气；诊断为痰饮，就要祛痰化饮。

4. 六经辨证——外感病辨证方法

六经辨证论治方法，是东汉张仲景在《伤寒论》中论治外感病的一种方法，是在《素问·热论》谓"伤寒一日，巨阳受之……；二日阳明受之……；三日少阳受之……；四日太阴受之……；五日少阴受之……；六日厥阴受之……"的认识基础上，根据阴阳、经络、脏象的理论，并结合外感病的临床病变特点总结出来的。

六经辨证，将外感病发生、发展过程中所表现的各种不同证候，按疾病的不同性质以阴阳为纲，分为三阳病证和三阴病证6个证型。三阳指太阳病证、阳明病证、少阳病证，三阴指太阴病证、厥阴病证、少阴病证。通俗来讲，凡是抗病力强、病势亢盛的是三阳病证，反之，抗病力衰减、病势虚弱的为三阴病证。外感风寒邪气，首先从皮毛和肌肤侵犯人体，沿着经络由表及里地传达至脏腑。所以说，六经辨证是分别从邪正斗争关系、病变部位、病势进退缓急等方面阐述外感病各阶段的病变特点并指导治疗的一种辨证方法。

5. 卫气营血辨证——温热病辨证方法之一

卫气营血辨证是清代叶天士提出的关于温热病的一种辨证方法。

卫气营血辨证是六经辨证的发展，也是外感热病常用的一种辨证方法。

卫气营血本来是人体正常组织和功能的一部分，患温热病时，卫气营血可先后发生相应的病理改变，且有一定的变化规律。故中医借用卫、气、营、血来概括温热病四个不同层次或阶段的证候，用以说明温热病发展过程中病位的深浅、病情的轻重、病势的进退的变化规律，并为治疗提供依据。这就是中医常说的"卫之后方言气，营之后方言血"的道理。

温病的发展，一般是按卫、气、营、血这四个阶段传变的。病在卫分或气分病情较轻，病在营分或血分病情较重。

6. 三焦辨证——温病辨证的方法之二

三焦辨证是清代吴鞠通提出的一种温病辨证的方法，着重阐述了三焦所属脏腑在温病过程中上、中、下三焦所属脏腑的病理变化、证候特点及其传变的规律。同时也说明了温病初、中、末三个不同阶段的传变。

三焦辨证认为，温病一般始于上焦手太阴肺，然后传入中焦脾胃，最后终于下焦肝肾。但是，由于温病有风温、春温、暑温、湿温、秋燥、伏暑、温疫等不同种类，因此，它们的发病和传变规律不尽相同。如暑温初起，即可表现为中焦病证。此外，三焦病证亦可以相兼互见，如湿温初起，多上、中二焦同时发病。

7. 经络辨证

经络分布周身，运行全身气血，联络脏腑肢节，沟通上下内外，使人体各部相互协调，共同完成各种生理活动。人体经络分为十二正经和奇经八脉。当人体患病时，经络又是病邪传递的途径，外邪从皮毛、口鼻侵入人体，首先导致经络之气失调，进而内传脏腑。反之，如果脏腑发生病变，同样也循经络反映于体表，在体表经络循行的部位，特别是经气聚集的腧穴之处，出现各种异常反应，如麻木、酸胀、疼痛，对冷热等刺激的敏感度异常，或皮肤色泽改变等。

根据经络的理论，对症状、体征进行分析归纳，分清它的病位在哪一条经络，或者哪一条经络所络属的脏腑的这样一种辨证方法，就是经络辨证。临床上用得最多的是治头痛的时候分经络：太阳经行身之后，阳明经行头面的前面，少阳经行于身侧面。所以侧头痛属少阳，前面头痛属阳明，后面头痛属太阳，巅顶痛属厥阴。

以上 7 种辨证方法相互关联，互为参照，共同整合成为一套严密完整的人体认识科学系统。现在回到本篇开始提出的问题：一位患者主诉头痛。那么首先要分清头痛的性质，是虚性头痛还是实性头痛，是外邪侵犯引起的头痛还是脏腑本身病变引起的头痛。若为外邪头痛，是因风、因寒，还是因湿。若属内伤头痛，是在肝、在肾，还是在脾。只有辨清这些证，才能根据不同的证或散寒，或疏风，或祛湿，或疏肝，或补肾，或养血，达到药到病除的效果。

第**6**天
异病同治和同病异治

1. 异病同治

有位王先生到医院就诊，说自己长期出虚汗，腰膝酸软，结果中医大夫开了乌鸡白凤丸，他觉得很是困惑，为什么一个妇科用药却用在了他身上呢？

其实，遇到这种问题的不仅仅是这位王先生，很多人在选择中医治病，或者中药保健的过程中，常常都会遇到用药的疑问。那么，为什么会出现完全不相关的疾病却用药相同，或者同样疾病用药却不同的情况呢？

中医学认为，同一疾病在不同的发展阶段，可以出现不同的证型；而不同的疾病在其发展过程中又可能出现同样的证型。因此在治疗疾病时就可以分别采取"同病异治"或"异病同治"的原则。

回到王先生这个例子上，乌鸡白凤丸中含有人参、黄芪、当归、川芎、生地等多种补气养血的中药，常用来治疗气血两虚所致的月经不调。而经过望闻问切辨证，医生认为王先生长期出虚汗属于气血两虚证，那么选用补气养血的乌鸡白凤丸是非常合理的。

出虚汗和月经不调表面上看似不相干的两种疾病，但究其本质，都有相同的病机，属于相同的证型，因而可以采用同样的治疗方法。这就是"异病同治"的治疗原则。又比如，心律失常与闭经是两种完全不同的疾病，但均可出现血瘀的证型，治疗都可用血府逐瘀汤进行活血化瘀。

清代汪昂的归脾汤汤头歌曰："归脾汤用术参芪，归草茯神远志齐，酸枣木香龙眼肉，煎加姜枣益心脾，怔忡健忘俱可却，肠风崩漏总能医。"归脾汤是张补气养血的方子，用于心脾气血两虚证。这说明怔忡、健忘、肠风、崩漏四种病，只要见心脾两虚证，就可用归脾汤补益心脾，这也体现了异病同治的原则。

2. 同病异治

"同病异治"指同一种病，由于发病的时间、地域不同，或处在疾病的不同阶段，或病人的体质有异，故反映出的证候不同，治疗也就各不相同。"同病异治"的原则在临床应用上更为广泛。例如，失眠症，西医一概而论地给予镇静催眠药，治标不治本且易形成依赖。中医医生通过辨证后，心脾两虚证用归脾汤补心养血安神，阴虚血少失眠用天王补心丹滋阴清热安神，肝血不足虚热内扰导致的失眠则养血安神清热除烦。又如，麻疹初期，疹未出透时，应当用发表透疹的治疗方法；麻疹中期通常肺热明显，治疗则须清解肺热；而至麻疹后期，多有余热未尽，伤及肺阴胃阴，此时治疗则应以养阴清热为主。

《素问·五常政大论》中说："西北之气散而寒之，东南之气收而温之，所谓同病异治也。"同为外感病，因地域不同，气候不同，病理过程不同，出现的证候不同，也就有"寒之""温之"的不同治法，这样才能取得好的疗效。

同病异治和异病同治法则均是建立在辨证论治的基础上的，关键在于"病机"，"病机"同则"异病同治"，"病机"异则"同病异治"。而究其根本都是"谨守病机，各司其属"，也就是"治病必求于本"。

第7天
三因制宜

清代著名医家徐灵胎在《病同人异论》中曾说："天下有同此一病，而治此则效，治彼则不效，何也？"意思是说同一种病，用同样的方法，治这个病人有效，而治另一个病人却没有效果，什么原因呢？这是因为我们每个人是不同的个体，都存在特定的致病内因，外因需要通过内因才能起作用，即"病同而人异也"。

人是自然界的产物，禀天地之气生，依四时之法成。一年之中，日照时间长短不同的周期变化，形成了一年中春夏秋冬的时序变化，并伴随温热凉寒的气候特点和不同的气候特点改变，自然界天地阴阳之气的运动变化与人体在生理和病理上息息相通，密切相关。人生活在自然界之中，人体生命活动必然会受到多方面因素的影响，人体生命活动本身又存在着不同的节律性，这些都会直接或间接地影响人体生理活动和病理变化。即所谓"人的体气有强弱，性质有阴阳，生长有南北，年龄有老少，心境有忧乐之异，天时有寒暖之别，故受病之浅深各不同。"因此，若对某一种病采取相同的治疗方法，不但不会治愈，反而可能造成更严重的后果。临证时，只有根据不同的时令气候特点，根据不同的地域环境特点，还有不同病人的年龄、性别、体质等具体情况辨证思考，才能制定出适用的治疗原则和治疗方法。这种治疗法则早在《黄帝内经》中就有体现，被后人归纳为因时、因地、因人的"三因制宜"治疗原则。

1. 因时制宜

因时制宜，即根据不同的时间，灵活地制定适宜的预防保健和治疗用药措施的原则。《内经》认为，随着时间的变化，人的体质始终处于动态的变化过程之中，时代的变迁、四季的交替、日月的更迭均会使人的体质发生相应的变化或出现周期性的改变。在养生保健、防治疾病中考虑时气的变化特点，做到毋逆天时，勿失气宜。

《内经》中提出了"春夏养阳，秋冬养阴"的观点。春夏气候温热，人体腠理开泄多汗，阳气易随汗液外泄，因此，要注意保养阳气，不宜过用辛温发散药物。要适当减少如麻黄、干姜、附子、桂枝等药物的应用，以免辛温开泄太过，耗伤气阴而致阳气亦损。秋冬天气变寒冷，阴盛阳衰，应当慎用寒凉药物，如黄连、黄芩、石膏、知母之类，用量不宜过大，以免损耗阳气。

因时制宜的原则同样适用于养生：春季阳气生发，风为春季主气，而风多袭肝。故饮食保健应以平肝熄风、滋养肝阴为主，治疗宜顺应天时，以生发阳气，畅达气机。夏季气候炎热而多雨，暑热挟湿，热能伤阴、耗气，故饮食应以补气养阴、清热祛暑为主。长夏为夏秋之交，此时天热下降，地湿上蒸，氤氲熏蒸，湿气充斥，为一年之中湿气最盛的季节，多用淡渗利湿健脾之品。秋季气温逐渐转凉，而燥气袭人，此时口、咽、皮肤等均感干燥，燥能伤津，易引起口渴、鼻干、皮肤干燥，故应以滋阴润燥为原则。冬季阴寒偏盛，应注意"用寒远寒"，"寒则温之"。

2. 因地制宜

东方生风，南方生热，西方生燥，北方生寒，中央生湿，不同地域的地理气候、水土性质、物候物产、饮食习惯、生活环境等常对人的体质、发病、寿命等产生不同的影响，因而需要因地制宜。

可以推测，同一历史时期不同医家学术思想的形成与其所处的地理环境、人群共有的体质特征有直接关系。例如寒凉派的刘完素，生于北方，北方人多食膏脂、体质刚劲壮实，且多嗜酒，久而蕴热，故从火热立论，用药多寒凉之品。攻邪派的张子和，也是北方人，他依据北方人体质壮实、饮食厚浊、地气干燥等特点，认为治病重在祛邪，邪去则正安，于是主张用汗、吐、下攻邪。养阴派的朱震亨为南方人，南方人体质多柔弱，且酗酒纵欲，最易损伤肾阴，因此创立"阳常有余，阴常不足"理论，治病多用滋阴降火之法。

3. 因人制宜

人有体质强弱不同，更有男女老幼之别，根据患者性别、年龄、体质、生活习惯等不同特点，考虑治疗用药的原则，称为"因人制宜"。

首先，在治疗中要考虑到性别的不同。《素问·上古天真论》指出男女在生长发育、生殖衰老方面存在差异。女子以血为本，具有"月事以时下"的特殊生理，其衰始于阳明；而男子以气为主，具有"精气溢泻"的生理特征，故其衰始于肾脏。妇女由于经带胎产的生理特点，形成气分相对有余、血分相对不足的体质状况，因此，治疗上应该以养血为主，而男子之病，容易耗伤精气，治疗上则以惜精为要。

其次，不同的年龄阶段，人体的气血盛衰不同，发病特点不同，治法上应有所区别。小儿气血未充、脏腑娇嫩、易虚易实、易寒易热，既要少用峻攻的药，又要少用补益之品，而且用量不宜过大；老年人气血亏虚、阴阳不足、病多夹虚，用药需防祛邪太过，伤及正气。

再次，治病要考虑到职业的因素。体力劳动者，经常风吹日晒，腠理密而外邪难以侵入，体魄强壮；脑力劳动者，静坐而少动，腠理疏而抵抗力差。

最后，体质因素也是治病时必须参考的。人的个体由于先天禀赋与后天因素的不同，其体质有强弱、阴阳、寒热等的区别。因而患病之后，机体的反应性不同，病证的属性也有别，可以有化寒、化热、化实、化虚，由于从化后的证候性质各有不同，因而治疗也应不一样。

当今社会竞争日益激烈，生活节奏加快，工作压力增大，容易引发焦虑、烦闷、忧郁、情绪低落等种种不良情绪，继而出现失眠、疲劳、头痛、耳鸣等症状。此外，现代社会不良行为和生活方式也是造成各种疾病的罪魁祸首，容易导致心理失衡，神经－内分泌失调，免疫功能下降，从而高血压、冠心病、恶性肿瘤、性功能低下等疾病发病率持续上升。鉴于现代生活方式下个体的不良行为和生活习惯问题日渐突出，"因人制宜"在辨证论治中显得更加重要。

综上，"三因制宜"将时间、空间与人体的内部生理病理相联系，将天、地、人三者融合为一体。中医学历来注重整体观，三因制宜是中医治疗学的重要原则，是中医学整体观念和辨证论治精神在治疗学中的具体体现。

第2周

表里辨证

第1天
老奶奶的心脏病－区分表证和里证

何谓表证，何谓里证，表证和里证有什么联系和区别呢？下面我们从一个故事谈起。

一位老奶奶心慌、胸闷半个月，到西医院诊治，怀疑是冠心病，进行了心电图和心脏彩超检查，都没见到明显异常，服用改善心脏供血的药物后，症状有所缓解，但反反复复。医院西医大夫建议她长期服用治疗心脏病的药物，但老奶奶发病前身体一直很好，她自己觉得心脏没问题。如果心脏真的没问题，长期服用治疗心脏病的药物，是不是会对身体造成不必要的损害呢？因此老奶奶又找了一个医生，希望能够解开心中的疑惑。这次，老奶奶找到一位老中医，将检查及治疗经过详细地说给老中医听，老中医问："最近大便怎么样？"老奶奶说："别提了，上次晚上没盖好被子，肚子受了凉，这一个月肠道一直不太好，肚子总是隐隐作痛，每天大便三四次。"老奶奶开始述说起大便的事情："也怪，后来拉稀便之后，心里总觉得空空的，就开始心慌了。"听完了老奶奶的叙述后，老中医说你这是小肠受寒，属里寒证，建议她服用附子理中丸，平时吃点桂圆肉，一周后老奶奶大便正常了，心也不慌了，治疗心脏病的药物一点儿没有吃，感觉挺好的。一个被怀疑心脏病，建议长期服药的患者，就这样痊愈了！

这是为什么呢？为什么肚子受了凉会引起心脏病？首先下面我们认识一下表证、里证及表里的关系。

表证是病位浅在肌肤的证候，即病在肌表，病位浅而病情轻。一般为六淫外邪从皮毛、口鼻侵入机体后，邪留肌表，出现正气（卫气）拒邪的一系列症状，多为外感病初起阶段。表证具有起病急、病程短、病位浅和病情轻的特点。里证，即病在脏腑，病位深而病情重的证候。里证是与表证相对而言，是病位深于内（脏腑、气血、骨髓等）的证候。里证的成因，大致有3种情况：一是表证进一步发展，表邪不解，内传入里，侵犯脏腑而成；二是外邪直接入侵内脏而发病，如腹部受凉或过食生冷等原因可致里寒证；三是内伤七情、劳倦、饮食等因素，直接引起脏腑功能障碍而成，如肝病的眩晕、胁痛，心病的心悸、气短，肺病的咳嗽、气喘，脾病的腹胀、泄泻，肾病的腰痛、尿闭等。

人体的肌肤与脏腑，是通过经络的联系、沟通而表里相通的。疾病发展过程中，在一定的条件下，可以出现表里证相互转化，如表里同病，表邪入里，里邪出表等。

心与小肠在经络上相为表里。小肠手太阳之脉，起自手小指尺侧端，沿手掌尺侧缘上行，出尺骨茎突，沿前臂后边尺侧直上，从尺骨鹰嘴和肱骨内上髁之间向上，沿上臂后内侧出行到肩关节后，绕肩胛，在大椎穴处（后颈部椎骨隆起处）与督脉相会。又向前进入锁骨上窝，深入体腔，联络心脏，沿食道下行，穿膈肌，到胃部，入属小肠。其分支从锁骨上窝沿颈上面颊到外眼角，又折回进入耳中。另一支脉从面颊部分出，经眶下，达鼻根部的内眼角，然后斜行到颧部。这里的"深入体腔，联络心脏"，就是小肠经与心经相连的证明。

这位老奶奶则是一开始因为腹部受凉，小肠受寒，寒性收引，导致小肠经脉不畅通，部位在表，出现肚子总是隐隐作痛，每天大便三四次，腹泻日久，由表入里，小肠经气减少，小肠与心的表里联络通道受到阻断，心脏得不到小肠输送的经气，影响到了心脏的气血供应，进一步加重病情，所以会出现心慌、胸闷不适。

现在我们明白了表里的关系，那么怎么来正确预防表证，达到人体养生防病的目的呢？请看下一篇。

吹出来的空调病－认识表证

有一位小姑娘毕业后在银行上班，工作环境不错。夏天天气炎热，则天天在空调环境下工作。可是上班没两个月，就出现了胸闷、头痛，浑身没劲，不愿意吃饭，吃点东西就肚子胀，还经常闹肚子。这是怎么回事啊？平常小姑娘身体一直很好，家里人不放心，带着小姑娘到西医医院检查，又查心电图又抽血化验，最后连腹部彩超都检查了，都没见到明显异常。化验检查都没有问题，那小姑娘得的是什么病呢？没办法，家里人带着小姑娘找到一位老中医，希望能够解开心中的疑惑。小姑娘将身体症状详细地说给老中医听，听完了小姑娘的叙述后，老中医问："最近是不是经常吹空调啊？"小姑娘说："是啊，我在银行上班，现在天气热，单位的空调一直是开着的"。"这就对了，你得的是空调病"，老中医说。老中医建议她服用藿香正气液，平时避免空调直吹。一周后小姑娘胸闷、头痛好了，浑身有劲了，也愿意吃东西了，大便也正常了。身体就这样痊愈了！

什么是空调病呢，为什么空调病会引起胸闷、头痛，全身乏力呢？在回答这个问题前，首先我们先来认识一下什么是表证、表证的特点、表证的分类。

1. 表证

是病位浅在肌肤的证候。一般为六淫外邪从皮毛、口鼻侵入机体后，邪留肌表，出现正气（卫气）拒邪的一系列症状，多为外感病初起阶段。风为六淫之首（风、寒、暑、湿、燥、火），所以多数是风毒。表证具有起病急、病程短、病位浅和病情轻的特点。常见于外感热病的初期，如上呼吸道感染、急性传染病及其他感染性疾病的初起阶段。

2. 表证的特点

以发热恶寒（或恶风）、头痛、舌苔薄白、脉浮为基本证候，常兼见四肢关节及全身肌肉酸痛、鼻塞、咳嗽等症状。

3. 表证的分类

由于外邪有寒热之分，正气抗御外邪的能力有强弱不同，表证又分为表寒、表热、表虚、表实证。

（1）表寒证

〈主证〉特点是恶寒重，发热轻，头身疼痛明显，无汗，流清涕，口不渴。舌质淡红，苔薄白而润，脉浮紧。

〈病机〉风毒寒邪束于肌表或腠理，正邪相争，故恶寒发热，邪气侵犯体表络，致卫气营血运行不畅，故头身肢体酸痛。正邪相争于表，故脉浮。

（2）表热证

〈主证〉以感觉发热为重。恶寒轻，头痛，咽喉疼痛，有汗，流浊涕，口渴。舌质稍红，苔薄白不润，脉浮数。

〈病机〉邪正相争于表，故发热，恶寒。热邪犯卫，汗孔失司，则汗外泄。热伤津而口渴。热邪在表，故脉浮数。

（3）表虚证

〈主证〉有汗为表虚。表证而恶风，恶寒有汗，舌质淡，舌苔薄白，脉浮而无力。

〈病机〉体质素虚，卫阳不固，故恶风，汗出，脉浮而无力。本证以有汗，但内热、上火不甚，微怕冷或怕风为主证。

（4）表实证

〈主证〉无汗为表实。恶寒发热，头身疼痛，无汗而喘，舌苔薄白，脉浮紧。

〈病机〉感受了寒邪，寒为阴邪，主收引，使皮毛闭塞，卫阳被郁，气血不利，因而出现无汗、恶寒发热、头身疼痛等情况。

4. 表证的鉴别

（1）辨别风毒的表寒证与表热证，是以恶寒（恶寒指怕冷）、发热的轻重和舌象脉象为依据。表寒证是恶寒重发热轻，表热证是发热重恶寒轻，表寒证舌苔薄白而润，脉浮紧，表热证舌苔薄白而不润，脉浮数。此外，风寒之邪可以郁而化热，由表寒证变成表热证，外邪侵入肌表后容易入里化热，表寒证（或表热证）可以转化为里热证。

（2）辨别表虚证与表实证，结合病人体质，以有汗无汗为依据。表实证为表证而无汗，年青体壮者多见；表虚证为表证而有汗，年老体弱或久病者多见。

附：空调病

上面我们认识了表证、表证的特点、表证的分类，接下来我们来看一下究竟什么是空调病，所谓空调病也就是使用空调没有节制，从而导致外邪侵袭人体或自身阴阳失衡所引发的病症。

那么为什么空调病会引起胸闷、头痛，全身乏力呢？这就要从导致空调病的病机谈起。空调病的病机主要为风寒之邪与暑湿之邪相合困于肌表，阻碍卫气的运行而致病或循经入里，阻碍脏腑气机，导致脏腑病变，故而其临床症状可分为邪中经络和邪入脏腑两类：邪中经络则寒邪袭表，首犯太阳经，太阳经气不利，则卫气不宣，卫闭营郁则恶寒，发热，周身疼痛；肺主皮毛，玄府不通则肺气失宣，故可见咳嗽，流涕，鼻塞等。藿香正气液属解除风寒暑热良药，故治疗夏季空调病有效。

关于邪入脏腑，《内经·气交变大论篇第六十九》中则给出了极为详尽的说明："岁火不及，寒乃大行……凝惨而甚，则阳气不化……民病胸中痛，胁支满，两胁痛，膺背肩胛间及两臂内痛，郁冒蒙昧，心痛暴瘖，胸腹大，胁下与腰背相引而痛，甚则屈不能伸，髋髀如别……复则埃郁，大雨且至，黑气乃辱，病鹜溏、腹满、食饮不下，寒中肠鸣，泄注腹痛，暴挛痿痹，足不任身。"夏令当湿，湿邪易袭脾胃，故在夏季人们易出现腹满、肠鸣腹泻、食欲不振等脾胃疾患，同时风寒与湿相结合，寒性凝滞，易导致气血运行不畅，从而引起胸闷心悸甚或真心痛症状的出现。临床中多有头痛、恶寒、发热、咳嗽、流涕、鼻塞，或食欲不振、腹胀、肠鸣腹泻或心胸憋闷、呼吸不畅、胸背相引而痛，甚或胸痹或四肢无力或关节疼痛等症状。

现在我们明白了表证以及空调病，那么，有表证就有里证，里证的特点又是什么呢？怎么来预防里证，达到人体养生防病的目的呢？请看下一篇。

第 3 天
吃出来的痛经-认识里证

何谓里证，里证的特点是什么，里证的分类又有哪些呢？下面我们从一个故事谈起。

"我女儿痛得特别厉害，这么大了还不让人省心。"一名 20 岁出头的姑娘捂着肚子，在妈妈陪伴下走进了中医院。妈妈代诉：前些天，一位朋友捎来了两箱"玫瑰香"葡萄。甜甜的葡萄勾起了家人的"馋虫"，尤其是女儿，越吃越想吃。当天晚上，因为觉得多吃水果不但能"败火"，还可以获得大量的维生素，都没有在意。女儿至少吃了 1.5 公斤葡萄后，不久就躺下睡觉了。谁知，女儿半夜偷偷说，她正在例假期间，不知什么原因突然没有了，而且腹痛难忍。第二天一早女儿已经痛得直不起腰来，甚至小便都无法排出，才不得不去了医院。"我女儿得的是什么病呢？"妈妈焦急地问大夫。"你女儿是不是吃凉东西了啊？"大夫问。"是啊，可是昨晚光吃的葡萄啊"，妈妈点头说。"正是，这就是葡萄惹的祸，你这是吃出来的痛经"，大夫说。"吃出来的痛经？难道吃葡萄也能吃出痛经来吗？"妈妈不解地问。大夫解释道："这个季节吹空调、贪冷饮、洗冷水澡引起月经不调的不在少数，但是一些寒性体质的人，如果在月经期再吃凉性的食物，就容易出现痛经了。"大夫建议她服用温经汤，平时避免吃寒性食物，两天后小姑娘肚子不疼了，浑身有劲了，例假也正常了。

那么，什么是吃出来的痛经呢？首先我们先来认识一下什么是里证、里证的特点、里证的分类。

1. 里证

里证是与表证相对而言，是病位深于内（脏腑、气血、骨髓等）的证候，《景岳全书·传忠录》云："里证者，病之在内在脏也。凡病自内生，则或因七情，或因劳倦，或因饮食所伤，或为酒色所困，皆为里证。"

里证有寒、热、虚、实之分，即里寒证、里热证、里虚证、里实证。

里证的成因，大致有 3 种情况：一是表证进一步发展，表邪不解，内传入里，侵犯脏腑而成；二是外邪直接入侵内脏而发病，如腹部受凉或过食生冷等原因可致里寒证；三是内伤七情、劳倦、饮食等因素，直接引起脏腑功能障碍而成，如肝病的眩晕、胁痛，心病的心悸、气短，肺病的咳嗽、气喘，脾病的腹胀、泄泻，肾病的腰痛、尿闭等。因此，里证的临床表现是复杂的，凡非表证的一切证候皆属里证。

辨别里证与表证，多依据病史的询问，病性的寒热及舌苔、脉象的变化。一般地说，新病、病程短者，多见于表证；久病、病程长者，常见于里证。发热恶寒者，为表证；发热不恶寒或但寒不热者，均属里证。表证舌苔常无变化，或仅见舌边尖红；里证常有舌苔的异常表现；脉浮者，为表证；脉沉者，为里证。

2. 痛经

上面我们认识了里证、里证的特点、里证的分类，接下来我们来看一下究竟什么是吃出来的痛经。

痛经属于中医学"经行腹痛"的范畴，《景岳全书·妇人规》曰："经行腹痛，证有虚实。实者，或因寒滞，或因血滞，或因气滞，或因热滞；虚者，有因血虚，有因气虚。然实痛者，多痛于未行之前，经通而痛自减；虚痛者，于既行之后，血去而痛未减，或血去而痛益甚。大都叫按叫揉者为虚，拒按拒揉者为实。但实中有虚，虚中亦有实，此当于形气禀质兼而辨之，当以察意，言不能悉也。"痛经的主要病机是，妇女在经期及月经前后，由于血海由充盈渐之转为泄溢，气血变化较大且急骤，这时情绪波动、受凉、起居不慎或外邪乘虚而入，均易导致冲任失调、瘀血阻滞，或寒凝经脉、气血失和，胞宫经血受阻，以致不通则痛，或致冲任胞宫失于濡养而不荣则痛。前例中的小姑娘本身是寒性体质，又在月经期吃凉性的葡萄，而导致里寒，寒凝经脉、气血失和，胞宫经血受阻，以致不通则痛，出现痛经。

现在我们明白了里证以及吃出来的痛经，那么，有表证、里证，就有半表半里证。半表半里证的特点是什么呢？请看下一篇。

第 4 天
半表半里证和小柴胡汤证

一位老奶奶每天嘴里发苦，嗓子干，尤其是早晨起来，更为厉害，自己形容舌头硬邦邦的。半夜要起来喝水，呼吸特别的难受，胃里也有点不舒服，平时喜欢喝水，这是怎么回事啊？平常老奶奶身体一直很好啊，家里人不放心，带着老奶奶到西医院检查，又查心电图又抽血化验，都没见到明显异常。医生考虑老奶奶是不是得了咽炎啊，就开了些治咽炎的药物，但是服药后，症状没有明显的改善，而且还出现了胸闷、心烦症状，感觉身体有时怕冷、有时怕热，这可怎么办啊？家里人带着老奶奶找到一位老中医，希望能够治好病。老奶奶将自己的症状及检查治疗经过详细地说给老中医听，听完了老奶奶的叙述后，老中医问："最近是不是经常喝水，大便稀还是干啊"？老奶奶说："是啊，半夜还需要起来喝水，不喝水嗓子干得难受啊！"老中医号完脉后说："脉沉而细，你这是半表半里证。"随后开了小柴胡汤，服用三天后，老奶奶嘴不那么苦了，嗓子不那么干了，喝水的次数也减少了。一周后老奶奶口苦、嗓子干都好了，晚上睡觉舒服多了，也不起床喝水了，大便也正常了。身体就这样痊愈了！

那么，什么是半表半里证呢，为什么小柴胡汤能治疗半表半里证啊？下面我们就来认识半表半里证。

半表半里是经方的重要概念之一。明确提出"半表半里"一词，始自于宋代成无己的《注解伤寒论》。其原文如下："病有在表者，有在里者，有在表里之间者。此邪气在表里之间，谓之半表半里证。五六日，邪气自表传里之时，中风或伤寒五六日也……邪在表则寒，邪在里则热，今邪在半表半里之间，未有定处，是以寒热往来也。邪在表则心腹不满，邪在里则心腹胀满，今只言胸胁苦满，知邪气在表里之间……邪在表则能食，邪在里则不能食，不欲食者，邪在表里之间……邪在表则不烦不呕，邪在里则烦满而呕，烦而喜呕者，邪在表方传里也。邪初入里，未有定处，则所传不一，故有一证便是，即是此或为之证。"

〈概念〉病邪既不在表，又未入里，介于表里之间，而出现的既不同于表证，又不同于里证的证候，称为半表半里证。

〈主证〉寒热往来，胸胁胀满，口苦咽干，心烦，欲呕，不思饮食，目眩。

〈病机〉邪正相争于半表半里，互有胜负，故寒热往来。邪犯半表半里，胆经受病，故胸胁胀满，口苦。胆热而肝胃不和，故心烦，目眩，欲呕，不思饮食。

〈特点〉口苦伴风毒、上火的症状。

〈治则〉和解表里，清胆火。

〈常用方剂〉小柴胡汤。

这位老奶奶邪犯半表半里，胆经受病，少阳胆热，郁而化火，火性上炎，故嘴里发苦。嗓子干，为津液被伤，这是少阳郁火伤津的表现。风毒之邪正相争于半表半里，互有胜负，故感觉身体有时怕冷、有时怕热。少阳经脉行于头身两侧，络肝属胆，经别入季胁、布胸腔、过心脏，故少阳胆热，影响心脏气机的升降，故出现胸闷、心烦。此病邪不在表，也不在里，汗、吐、下三法均不适宜，只有采取和解的方法。因此给予小柴胡汤来和解表里、清胆火，老奶奶的病就痊愈了。

现在我们明白了什么是半表半里证，为什么半表半里证要用小柴胡汤来治疗。那么有半表半里证，就还有表寒里热证。请看下一篇。

第5天

寒包火–表寒里热证

何谓寒包火，寒包火的特点是什么呢？下面我们通过一个病例了解一下。

"我母亲烧得特别厉害，大夫你快过来看看。"2009年5月16日一位70岁左右的老奶奶捂着厚厚的衣服，在家人陪伴下走进了中医院。家人代诉：老奶奶最近几天嗓子疼，嘴里臭，而且大便特别干，好几天才一次。前天早上出去晨练，可能是天太冷了，又受了凉，出现头痛、鼻塞、流涕、周身酸痛，家里人让老奶奶去医院，但老奶奶自己感觉就是上火啊，不要紧，吃点三黄片清清火就好了，还吃得量挺大，想快点好。谁知道吃完三黄片后不光嗓子疼、嘴里臭、大便干、头痛这些症状没好，反而发起烧来，到今天高烧持续不退，而且怕冷得厉害。家人赶紧带着老奶奶到医院。"我母亲得的是什么病呢？"家人焦急地问大夫。听完家里人的叙述，老中医号完脉后说："你母亲是吃清火药惹的祸啊！""难道吃清火药也能吃出高烧不退来吗？"家人不解地问。"你母亲因为嗓子疼、咽干、口臭的症状比较重，而忽视了畏寒、鼻塞、流涕的寒象，而且一开始就猛吃清火药，结果在无法祛除束缚体表的寒邪的情况下，体内的热也由于没有宣泄的出路，双向夹击，形成持续高烧不退的情况。这种病中医形象地称之为'寒包火'，又称为表寒里热证。"老中医开了防风通圣散，服用三天后，老奶奶就慢慢退烧了，头也不那么痛了，嘴不那么臭了，嗓子不那么干了，一周后老奶奶口臭、嗓子干、鼻塞、流涕都好了，大便也正常了。身体就这样痊愈了！

那么，什么是"寒包火"呢，什么是表寒里热证呢？

"寒包火"又称表寒里热证。所谓"寒包火"，大多发生在身体本来有热，又感受寒邪，症状呈现寒热并见。"倒春寒"让人措手不及，寒气通过口、鼻、肌肤侵犯人体，不小心就会出现头痛、无汗、鼻塞、流涕、周身酸痛等感冒症状；由于寒邪束缚了体表，体内原本蓄积的火热不能向体外宣散，就如同被体表的寒邪"包裹"起来，积在体内而呈现身体高烧不退的现象。这种内有蕴热、外受寒邪所引起的外感病，中医形象地称之为"寒包火"。"寒包火"发病特点是突然发病，临床表现为发热恶寒，无汗或有汗，腰痛头痛，周身关节肌肉酸痛，鼻塞声重，咽喉干燥疼痛，咳嗽，咳痰黄白相间。舌质红以边尖为甚，苔薄白或薄黄，脉浮数或滑数等症状。

《证治汇补·伤风》认为："肺家素有痰热，复受风邪束缚，内火不得舒泄，谓之寒暄，此表里两因之实证也。"说明除风寒侵袭外，还与人体虚实和不同体质有关。由于体质不同，可引起对感受外邪之差异，因为素体热盛，或肺有痰火，复感风寒之邪，则热蕴于里，寒客于表，形成表寒里热，即所谓"寒包火"之证，故既见发热恶寒，无汗或有头痛，骨楚之表寒证，又见咽喉红赤，咳嗽咯痰，舌红苔薄黄，脉数等里热证。

这位老奶奶就是在冬天，由于气候变化，昼夜温差过大，长时间处于室内温热干燥的环境中，内热不得宣泄，所以出现嗓子疼、嘴里臭、大便干等里热症状。加上年老体弱，易感风寒，寒气通过口、鼻、肌肤侵犯人体，所以出现头痛、鼻塞、流涕、周身酸痛等感冒症状；由于寒邪束缚了体表，体内原本蓄积的火热不能向体外宣散，就如同被体表的寒邪"包裹"起来，积在体内而出现发烧的症状，而且又吃了清火药，结果在无法驱散束缚体表的寒邪的情况下，体内的热没有宣泄的出路，所以出现持续高烧不退的情况。因此给予防风通圣散解表通里、清热解毒，老奶奶的病就痊愈了。

现在我们明白了什么是"寒包火"，表寒里热证要用防风通圣散来治疗。那么有表寒里热证，就有表热里寒证。请看下一篇。

第6天
热包寒-表热里寒证

何谓热包寒，热包寒的特点是什么呢？这里也有一个病例跟大家分享一下。

2011 年 7 月，一位 50 岁左右的女患者捂着肚子，在家人陪伴下走进了中医院。自述前几天，可能是夏天太热了，中午患者买菜回来后就出现头痛、咽喉肿痛，还咳嗽、咯吐黄色黏痰，家里人以为患者受了风热，就给她吃了银翘解毒片和板蓝根冲剂，谁知道吃了 3 天后不光头痛、咽喉肿痛、咳嗽这些症状没好，还拉起肚子来了，一天大便七八次，肚子痛得厉害。家里人赶紧带着患者来到医院。"我母亲得的是什么病呢？"家人焦急地问大夫。听了家里人的叙述，老中医号完脉后问："你母亲是不是最近肠胃不太好啊？""是啊，我母亲这一个月来胃肠一直不太好，肚子总是胀胀的，也不愿意吃饭，还有点拉肚子。"家人点头回答。"这就对啦，你母亲这不是单纯的风热表证，属于表热里寒证，通常说的'火包寒'，这样的病你用单纯治疗风热感冒的药，效果不会好，而且还会加重病情，因此你母亲吃了银翘解毒片和板蓝根冲剂，不仅症状没有改善还出现了腹泻、腹痛。"老中医开了通脉四逆散，服用 3 天后，她的腹泻就慢慢好了，肚子也不那么痛了，嗓子也不那么肿了，咳嗽也轻多了，一周后腹痛、咽喉肿痛、咳嗽都好了，大便也正常了，也愿意吃饭了，身体痊愈了！

什么是"热包寒"呢，什么是表热里寒证呢？

表热里寒是患者表里同病，表有热里有寒的一种表里寒热错杂证候。常见于平素有脾胃虚寒而复感风热；或表热证未解，而过服寒凉以致脾胃阳气损伤的病证。如平素脾胃虚寒，又感风热，临床上既能见到发热、头痛、咳嗽、咽喉肿痛等风热表证，又可见到大便溏泄、小便清长、四肢不温、不渴等里寒证。

表热里寒证俗称"热包寒"，所谓"热包寒"，大多发生在身体本来有寒，又感受热邪，症状呈现寒热并见。在中国北方地区的夏季尤为明显，这是因为中国北方地区到了夏季的时候，室外温度很高，而室内由于有空调等设施，温度比较低，有时候室内外温差能达到一二十度，这样人们从室内走到室外的时候，人体的体温调节功能往往跟不上室内外温度骤变的速度，很容易突然受热，形成内寒外热的火包寒型感冒。

《伤寒论》曰："伤寒脉浮滑，此表有热，里有寒，白虎汤主之。少阴下利清谷，里寒外热，手足厥逆，脉微，反不恶寒，面赤，或腹痛，或干呕，或咽痛，或利止，脉不出，通脉四逆汤主之。既吐且利，小便复利，大汗出，下利清谷．内寒外热，脉微，四逆汤主之。下利清谷，里寒外热，汗出而厥，通脉四逆汤主之。脉浮而迟，表热里寒，下利清谷，四逆汤主之。"

夏令当湿，湿邪易袭脾胃，这位阿姨就是在夏天胃肠一直不太好，肚子总是胀胀的，也不愿意吃饭，还有点拉肚子。加上体质虚弱，易感风邪，风热袭表，出现头痛、咽喉肿痛，还咳嗽、咯吐黄色黏痰。又自服银翘解毒片等寒凉清热药，出现人为的"岁火不及"，寒与湿结，寒性收引，侵袭中焦，则致脾胃升降功能失常，所以出现腹中冷痛，腹泻不止等症状。因此给予通脉四逆散解表通里、回阳救逆，她的病就痊愈了。

现在我们明白了什么是"热包寒"，以及表热里寒证的治疗。那么有表热里寒，还有表里同病，那么什么是表里同病啊？请看下一篇。

第7天
虚人感冒–表里同病

何谓表里同病，表里同病的特点是什么呢？我们通过下面的病例先来了解一下。

一位机关干部于 2012 年 9 月到医院就诊，诉说他最近经常出现自觉发热、怕冷，有时寒热交替出现，鼻塞、流涕、背部发凉。吃点感冒药症状倒是能缓解。但是这种情况老是反复，还出现头晕，浑身没劲，不愿意吃饭、吃点东西就肚子胀，经常闹肚子。这是怎么回事啊？来到医院诊治，进行了血常规、肝肾功、心电图、胸片和腹部彩超检查，都没见到明显异常，医院西医大夫诊断为"上呼吸道感染"，建议她静脉注射及口服消炎药和抗病毒药物。应用消炎药和抗病毒药物后，症状倒是有缓解，但症状仍反反复复，她感觉非常痛苦。自己得了什么病呢，各项检查都正常，也不能总长期服用消炎药吧，经人介绍她来到了中医院，希望能解决自己的痛苦。这次，她找到一位老中医，将检查及治疗经过详细地说给老中医听，老中医号完脉后问："你是不是平时经常感冒啊？""是啊，我年轻时就体质不好，上班后工作压力又很大，经常加班加点，所以经常感冒。""这就对了，你这不是单纯的风寒表证感冒，属于表里同病证，也就是通常所说的虚人感冒"。老中医说。老中医给她开了补中益气汤，并建议她平时增强体育锻炼，一周后这位机关干部的感冒好了，浑身也有劲了，大便也正常了，也愿意吃饭了，身体就这样痊愈了！

那么，什么是"虚人感冒"呢，什么是表里同病证啊？

1. "虚人"

"虚人"是指先天禀赋不足，后天失于调养，自身机体免疫力低下、体质虚弱的人群。其中饮食不节、起居酒色无常、疲劳过度、长期停留在室内、工作紧张、生活无规律、缺乏体育锻炼和月经前后的妇女均属"虚人"，是亚健康状况人群。高龄老人或长期慢性消耗性疾病的人群，免疫力处于低水平状态，也属"虚人"范围。"虚人"因为自身抵抗力差，对于外界的气温变化较为敏感，容易感冒。"虚人"的感冒症状比健康人群严重，病程更长，如果不及时治疗，会导致严重的并发症。反复的感冒，会导致身体状况日渐下降，严重影响了工作和生活。通过平时的调摄可提高自身机体免疫力，减少感冒的发生次数，提高生活质量。"虚人"根据身体状况的不同，可分为"气虚"、"血虚"、"阴虚"、"阳虚"体质。

（1）气虚体质

〈主证〉面色㿠白，目光少神，气短懒言，肢体容易疲乏，易出汗，口淡，唇色少华，毛发不华，头晕，健忘，大便烂。舌淡红，舌体胖大，边有齿痕，脉象虚缓或虚细。

〈治法〉益气健脾。

〈药物〉玉屏风散加减。

（2）血虚体质

〈主证〉面色萎黄或苍白，口唇淡白，心悸少眠，夜热盗汗，手脚发麻，失眠多梦，肌肤枯涩，头晕眼花，眼睛干涩，脱发或毛发干枯易断，妇人经少色淡或闭经。舌淡脉细。

〈治法〉益气补血。

〈药物〉归脾汤加减。

（3）阴虚体质

〈主证〉面色潮红、有烘热感，目干涩，视物花，唇红微干，皮肤偏干、生皱纹，手足心热，平素易口燥咽干，鼻微干，口渴喜冷饮，大便干燥，眩晕耳鸣，失眠多梦，小便短涩。舌红少津少苔，脉象细弦或数。

〈治法〉滋阴降火。

〈药物〉六味地黄丸加减。

（4）阳虚体质

〈主证〉面色发白，毛发易落，平素畏冷，手足不温，喜热饮食，精神不振，睡眠偏多，大便溏薄，小便清长。舌淡胖嫩边有齿痕，苔润，脉象沉迟而弱。

〈治法〉温阳通脉。

〈药物〉肾气丸加减。

2. 表里同病

表里同病是指表证和里证在同一个时期出现，常见的有三种情况：一是初病即见表证又见里证。二是发病时仅有表证，以后由于病邪入里而见里证，但表证未解。三是本病未愈，又兼标病，如原有内伤，又感外邪，或先有外感，又伤饮食等，也属表里同病。治疗原则均为表里双解。

这位机关干部平素体质较弱，脾胃中气禀赋不足，土不生金，肺气亦虚，卫表不固，"邪之所凑，其气必虚"，故而容易感受风寒之邪而发感冒。风寒外束，肺卫气虚，邪正相搏而致出现发热、怕冷，有时寒热交替出现，鼻塞、流涕等症状。《素问》曰："清气在下则生飧泄"。脾之清阳下陷，胃失和降，故出现不愿意吃饭、吃点东西就肚子胀，还经常闹肚子。脾胃元阳不足出现背部发凉。而补中益气汤能补中健脾，益气和胃，大补脾胃元阳之虚，恢复脾升胃降的正常生理功能。所以服用补中益气汤后，她的病就好了。

这周我们学习了表证、里证，以及表证、里证各自发病特点。那么有表里，就会有寒热。怎么正确预防寒热证，达到人体养生防病的目的呢？请看下一周"寒热辨证"。

寒热辨证

小茴香疗疝痛——认识寒证

何谓寒证，寒证的特点是什么，寒证的分类又有哪些呢？

在 2010 年一个寒冷的冬天，有一个俄罗斯小伙子跟随旅行团到济南旅游。这一天他来到趵突泉游玩，正当他尽情欣赏泉水喷涌美景时，老毛病疝气突然发作，痛得他哇哇大叫。随行的导游急忙把他送到当地医院，经过抽血化验、腹部彩超等一系列的检查后，确诊为疝气发作，医生建议他手术治疗。他觉得这是老毛病了，又是出来旅游，不想做手术，那怎么办啊？幸好随行的人向他推荐了一家市中医医院。导游带着小伙子找到一位老中医，将详细过程给老中医讲明，老中医用 1 两中药小茴香，研成粗末，让小伙子用 2 两绍兴黄酒送服。大约过了 20 分钟，小伙子的疝痛奇迹般地减轻，并很快消失了。在得知自己的疼痛是被小茴香治好的后，他大呼"中医真神奇"。

一剂小茴香怎么能治好小伙子的疝痛呢？下面我们先来学习一下什么是寒邪、寒证特点以及寒证的分类。

1. 寒邪

寒是冬季的主气，故寒病多见于冬天，但其他季节亦可见，外寒是导致人体发病的寒邪，伤于肌表为"伤寒"，直中脏腑为"中寒"，也可与他邪合并致病为风寒、寒湿等；内寒指脏腑阳气不足，主要由肾阳不足所导致。

2. 寒邪的特点

（1）寒为阴邪，易伤阳气：寒邪外束，卫阳受损出现恶寒，寒邪中里伤阳而出现各脏腑寒象，见身寒肢冷，呕吐清水，下利清谷，小便清长，痰涎稀薄等。

（2）寒性凝滞主痛：寒使机体气血凝滞、运行不畅，因而疼痛，如外感寒邪则周身疼痛；寒中胃肠则脘腹疼痛；寒犯骨节则骨节疼痛。

（3）寒性收引：寒在皮毛腠理，则毛窍收缩、卫阳郁闭出现恶寒、无汗；寒客血脉则血脉收缩而显紧脉；寒在筋骨、经络，则筋脉拘急、关节屈伸不利。

3. 寒证的分类

寒证有实寒证、虚寒证之分，又有外寒证、里寒证之分。

（1）实寒证：因感受外界寒邪，或过服生冷寒凉所致。起病急骤，体质壮实者，多为实寒证。临床常见症状有恶寒，畏冷，冷痛，喜暖，口淡不渴，肢冷蜷卧，痰、涎、涕清稀，小便清长，大便稀溏，面色㿠白，舌淡苔白润，脉紧或迟。

（2）虚寒证：因内伤久病，阳气耗伤而阴寒偏胜者，多为虚寒证，即阳虚证。临床常见症状有恶寒，畏冷，肢凉，冷痛，喜暖，倦卧等；寒不消水，津液未伤，故口不渴，痰、涎、涕、尿等分泌物、排泄物澄澈清冷，苔白而润。

（3）外寒证：由外界寒邪侵袭所引起的证候，可侵袭肌表，也可直中脏腑。临床表现为恶寒、发热，头痛，身痛，无汗，鼻塞，咳嗽，喘息，舌淡红，苔薄白，脉浮紧；或脘腹胀痛，肢冷神靡，呕吐，泄泻。

（4）里寒证：因机体阳虚阴盛所引起的证候。临床表现为恶寒喜暖，面色苍白，肢冷蜷卧，口淡不渴，脘腹等部位冷痛，痰、涎、涕清稀，小便清长，大便稀溏，舌淡苔白而润滑，脉迟或紧，或沉细。

这个小伙子就是在寒冷冬天游玩，受到寒邪的侵袭引发的寒证。寒邪进入肝经，肝经起于足大趾爪甲后丛毛处，向上沿足背、胫骨内缘、膝内侧、大腿内侧中线进入阴毛中，绕阴器，至小腹，夹胃两旁，属肝，络胆，向上穿过膈肌，分布于胁肋部。肝经收引，气血凝滞、运行不畅，因而不通则痛。所以出现小腹冷痛牵连睾丸坠痛，疼痛难忍。而小茴香味辛，性温，归肝、肾、脾、胃经，具有散寒止痛，理气和胃功效。再配上辛热之黄酒，既能活血散寒，又能通经活络。因此服用20分钟后疼痛就缓解了。

现在我们明白了寒邪致病特点以及寒证的临床表现及分类，那么有寒证就有热证，热证的特点是什么呢？怎么来预防热证，达到人体养生防病的目的呢？请看下一篇。

第2天
女检察官的心肝火旺-认识热证

何谓热证，热证的特点是什么，热证的分类又有哪些呢?

2010 年 10 月，省城的李检察官最近因为工作压力大出现眼睛干涩、红肿、视物模糊，嘴里发苦，口舌生疮，特别是晚上眼睛干涩得厉害，有很多的分泌物，擦都擦不完，自己点了眼药水也不管用，来到西医医院检查，医生诊断为慢性结膜炎，给开了 7 天的抗生素，还有一堆眼药水，但是打了针用了药物后，症状反反复复，没有明显的改善，她非常痛苦。后来，她来到市中医医院想碰碰运气，这次她找到一位老中医，将自己的症状及检查治疗经过详细地说给老中医听，听完了患者的叙述后，老中医问:"最近是不是经常心烦气躁、失眠多梦，小便少还特别的黄啊?"患者说:"是啊，最近半年了，经常失眠，老是做梦，还容易发脾气，一直以为是工作压力大造成的呢。"老中医号完脉后说:"左寸、关脉浮数，你这是热证啊，属于心肝火亢证。"随后老中医开了清心、平肝、安神之品，让她日常可以用莲子心、枸杞泡茶喝，服用 3 天后，患者眼睛不那么干涩了，看东西也清楚多了，嘴里不那么苦了。一周后患者眼睛干涩、红肿、视物模糊，嘴里发苦，口舌生疮都好了，晚上睡觉舒服多了，也不心烦了，小便也正常了。身体就这样痊愈了!

这个病例告诉我们女检察官患的是里热证，那么什么是热证呢?

1. 热邪的致病特点

（1）热为阳邪，其性向上，故火之为病，常见面红，目赤，发烧，舌边、舌尖红肿或口舌生疮，牙龈肿痛，咽红肿痛。

（2）热邪耗气伤津，消灼阴液，往往口渴喜冷饮，咽干舌燥，小便短赤，大便秘结。

（3）热邪入血分可使血流薄疾，甚则灼伤脉络，迫血妄行，而致各种出血，如吐血、衄血、便血、尿血、崩漏。

（4）热邪若侵入血分再郁结局部使脉络气血不通，可发痈肿疮疡。故《灵枢·痈疽》说:"火热不止，热胜则肉腐，肉腐则为脓"。

2. 热证

所谓热证，是指感受热邪，或阳盛阴虚，人体的功能活动亢进所表现的证候。多因外感火热之邪；或寒邪化热入里；或因七情过激，郁而化热；或饮食不节，积蓄为热；或房劳伤阴，阴虚阳亢所致。

各类热证的证候表现不尽一致，常见的有：恶热喜冷，口渴喜冷饮，面红目赤，烦躁不宁，痰涕黄稠，吐血衄血，小便短赤，大便干结，舌红，苔黄而干燥，脉数等。之所以会产生热证，是因为阳热偏盛，则恶热喜冷。大热伤阴，津液被耗，故小便短赤；津伤则须引水自救，故口渴饮冷。火性上炎，则面红目赤。热扰心神，则烦躁不宁。津液被阳热煎熬，则痰，涕等分泌物黄稠。火热之邪灼伤血络，迫血妄行，则吐血衄血。肠热津亏，传导失司，势必大便燥结。舌红苔黄为热证，舌干少津为伤阴。阳热亢盛，加速血行，故见数脉。

3. 热证的分类

热证有表热证、里热证之分，又有实热证、虚热证之分。

（1）表热证：是指温热病邪侵犯肌表所表现的证候。临床表现为发热，微恶风寒，头痛，口干微渴，或有汗，舌边尖红，脉浮数。

（2）里热证：是指外邪传里化热，或外邪直中脏腑，致使里热炽盛所表现的证候。临床表现为面红身热，口渴，渴喜冷饮，烦躁多言，小便黄赤，大便干结，脉数。

（3）实热证：是指阳热之邪侵袭人体所致的热证。此即常说的"邪气盛"所致的发热，其特点是高热，多见于急性发热性疾病，或脏腑功能失调所致的内热火毒症。临床表现为壮热喜冷，口渴饮冷，面红目赤，烦躁或神昏谵语，腹胀满痛拒按，大便秘结，小便短赤，舌红，苔黄而干，脉洪滑数实。

（4）虚热证：是指体内阴液亏虚或气血不足所致的热证。此即常说的"精气夺"所致的发热，其特点是低热，多见于久病或大病之后。临床又常分为阴虚发热与气虚发热两大类。阴虚发热临床表现为两颧红赤，形体消瘦，潮热盗汗，五心烦热，咽干口燥，舌红少苔，脉细数。气虚发热临床表现为微热日久，时轻时重，多在劳累后发生或加重；或高热不退，并伴有气短乏力，倦怠，自汗，不胜风寒，常易感冒，食少便溏，舌淡红，苔薄白，脉沉而弱。

这位女检察官就是因为工作压力过大，肝气不舒，郁而化热，肝阳上亢出现眼睛干涩、红肿、视物模糊。肝阳上亢也会导致心血不足，心火过亢而出现心烦气躁、失眠多梦，口舌生疮，小便少而黄。因此服用清心、平肝、安神之品，再加上莲子心、枸杞清心火、利小便、滋肝肾，身体就痊愈了。

现在我们明白了热邪致病特点以及热证的临床表现及分类，那么有热证就有寒证，怎么来辨别实寒、虚寒证，达到养生防病的目的呢？请看下一篇。

第3天
肩周炎—实寒、虚寒证

什么是实寒、什么是虚寒，实寒和虚寒如何鉴别呢？

邻居王阿姨最近遇到烦心事，不知什么原因左侧肩膀经常出现阵发性疼痛，即使在暑天，肩部也不敢吹风，尤其是到了晚上疼痛特别厉害，痛得她难以睡觉，自己贴了膏药也不管用，最近疼痛越来越严重了，特别是梳头、穿衣、洗脸、叉腰这些动作都难以完成。王阿姨害怕了，自己这是得的什么病啊？在家人的陪同下来到西医医院检查，经过拍片、做心电图，最后被诊断为"肩周炎"，给开了止痛药，叮嘱王阿姨如果疼得厉害还可以打封闭。吃了止痛药后，症状反反复复，没有明显的改善，她又不愿意打封闭，怎么办呢？这时有人推荐她可以试试中医，看看有什么好的办法。王阿姨来到市中医医院找到一位老中医，将自己的症状及检查治疗经过详细地述说，老中医号完脉后问："平时是不是经常闹肚子啊？"王阿姨说："是啊，我这是老毛病了，可能是坐月子的时候肚子受了凉，肠道一直不太好，肚子总是隐隐作痛，每天大便三四次。"王阿姨开始述说起大便的事情，听完了王阿姨的叙述后，老中医建议她先服用麻黄汤后服用附子理中丸，平常加强肩部功能锻炼，一周后王阿姨肩膀的疼痛减轻了，半个月后疼痛明显减轻，晚上睡觉舒服多了，梳头、穿衣、洗脸、叉腰这些动作都能完成了，大便也正常了。

为什么麻黄汤加附子理中丸能治疗肩周炎呢？下面我们先来学习什么是实寒证，什么是虚寒证。

1. 实寒、虚寒

阴盛可表现为寒的证候，阳虚亦可表现为寒的证候，故寒证有实寒证、虚寒证之分。

（1）所谓实寒，是指外感阴寒之邪，或过服生冷寒凉所致，使体内阴寒过盛，损伤阳气，出现寒的表现，起病急骤，体质壮实者，多为实寒证。"阴盛则内寒"，其常见证候有恶寒、畏冷、冷痛、喜暖、口淡不渴、肢冷蜷卧、痰、涎、涕清稀，小便清长，大便稀溏，面色白，舌淡苔白润，脉紧或迟。

（2）所谓虚寒，是指体内阳气不足，寒从内生，或内伤久病，阳气耗伤而阴寒偏胜者，多为虚寒证，是由于机体阳气不足，温煦生化能力减弱，机体不得温暖，而出现寒证的症状，属阳虚证的范围，即"阳虚则外寒"之意。其常见证候为恶寒，畏冷，肢凉，冷痛，喜暖，倦卧等症；寒不消水，津液未伤，故口不渴，痰、涎、涕、尿等分泌物、排泄物澄澈清冷，苔白而润。

2. 实寒与虚寒的鉴别

一般来说，鉴别虚寒和实寒，主要是从疼痛性质与症状这两方面入手：

（1）疼痛性质不同。实寒为剧烈疼痛拒按；虚寒为隐隐作痛，喜揉喜按。

（2）症状不同。实寒是寒气侵犯人体局部引起的疾病，除了局部冷痛外，没有全身症状。虚寒则兼有各脏腑功能的衰退，常有神疲乏力，精神不振，胃口不开，大便溏泄，精遗滑泻等症状。

这位王阿姨就是小肠偏寒的体质，本身小肠经脉不是很通畅，肚子受凉后肠道一直不太好，肚子总是隐隐作痛，每天大便三四次。手太阳小肠经本经起于手小指尺侧端少泽穴，沿手背、上肢外侧后缘，过肘部，到肩关节后面，绕肩胛部，左右交会并与督脉在大椎穴处相会，前行入缺盆，深入体腔，络心，沿食道，穿过膈肌，到达胃部，下行，属小肠。主要在肩背部绕行，如果受寒，小肠经脉因寒而收引，气血就会不通，因此肩背部就会疼痛，特别是手臂外后侧，时间久了，局部经脉长期不畅，再加上肩关节的活动减少，缺乏锻炼，就会导致肌肉粘连，最终形成肩周炎。因此先给予麻黄汤发发汗，散去体表之寒，疏通经络，等症状缓解了，再从小肠经入手，服用附子理中丸散去肠道寒邪，所以王阿姨的病就痊愈了。

现在我们明白了什么是实寒，什么是虚寒以及实寒、虚寒的鉴别，那么热证怎么区分呢？请看下一篇。

第4天
"上火"－区分实热、虚热

上一篇我们学习了实寒、虚寒，有寒就有热，那么什么是实热、什么是虚热呢？

72 岁的赵奶奶最近身体不太舒服，经常头晕、头胀，脸发热、胸中烦热，心悸不宁，口舌生疮，大便还干，自认为是"上火"，自行吃了三黄片，以为清清火就好了，谁知道吃上三黄片后脸发热、胸中烦热、心悸不宁、口舌生疮、口燥咽干这些症状不但没好，而且越来越严重了。家里人赶紧带着赵奶奶来到西医医院检查。又查心电图又抽血化验，都没见到明显异常。医生给赵奶奶开了些营养心脏、镇静安神的药物，服用了药物后，症状反反复复，没有明显的改善。后来，家人带着赵奶奶来到中医院找到一位老中医，将自己的症状及检查治疗经过详细地说给老中医听，听完了赵奶奶的叙述后，老中医问："最近是不是经常晚上睡觉的时候出汗啊？"赵奶奶说："是啊，已经半年了，经常失眠，老是做梦，醒了发现自己衣服都被汗湿透了。"老中医号完脉后说："舌红、苔少，左寸脉浮数，左尺细软，你这是肝肾阴虚、虚火上炎，你这种热证，属于虚热证，是体内阴液亏虚所致的热证，不是吃点三黄片清清火就能解决的，应该补肾水、养肝阴才行。"随后老中医开了滋补肾阴、平肝潜阳配以清心安神之中药，服用 3 天后，赵奶奶的头晕、头胀、脸发热、胸中烦热，心悸不宁等症状就减轻了，7 天后头晕、头胀、脸发热、胸中烦热，心悸不宁明显减轻，口舌生疮也好了，晚上睡觉舒服多了，也不心烦了，大便也正常了。

那什么是虚热证，什么是实热证呢，虚热证和实热证怎么鉴别呢？

1. 实热、虚热

（1）实热证：是指阳热之邪侵袭人体，由表入里后所致的热证，此即常说的"邪气盛"所致的发热，其特点是高热（或称壮热），多见于外感急性发热性疾病，或脏腑功能失调所致的内热火毒症。临床表现为壮热喜冷，口渴饮冷，面红目赤，烦躁或神昏谵语，腹胀满痛拒按，大便秘结，小便短赤，舌红，苔黄而干，脉洪滑数实。治宜清热泻火。

（2）虚热证：指体内阴液亏虚或气血不足所致的热证，即常说的"精气夺"所致的发热，其特点是低热，多见于久病或大病之后。临床又常分为阴虚发热与气虚发热两大类。

2. 实热与虚热的鉴别

一般来说，鉴别虚热和实热，主要是从临床表现和治则这两方面入手。

（1）实热多由于外感六淫（风、寒、暑、湿、燥、火）所致，此外，精神过度刺激、脏腑功能活动失调亦可引起。实火患者表现为面红目赤、口唇干裂，口苦燥渴，口舌糜烂，咽喉肿痛，牙龈出血，鼻衄出血，耳鸣耳聋，疖疮乍起，身热烦躁，尿少便秘，尿血便血，舌红苔黄、可有芒刺，脉实滑数。治疗上宜采用苦寒制火、清热解毒、泻实败火的原则。

（2）虚热多因内伤劳损所致，如久病精气耗损、劳伤过度，可导致脏腑失调、虚弱而生内热、内热进而化虚火。根据病机不同，一般将虚火进一步分为阴虚火旺和气虚火旺两类。阴虚火旺多表现为全身潮热、夜晚盗汗、形体消瘦、口燥咽干、五心烦热、躁动不安、舌红无苔、脉搏细数。治疗时应以生津养血、滋阴降火为原则。气虚火旺者表现为全身燥热、午前为甚、畏寒怕风、喜热怕冷、身倦无力、气短懒言、自汗不已、尿清便溏、脉大无力、舌淡苔薄。治疗时应以补中益气、强肾兴阳、甘温除热为原则。

这位老奶奶就是由于上了年纪而肝肾阴虚，肝血不足、肝阳上亢所以头晕、头胀。肝藏血，肝脏为心脏提供阴血，肝藏血不足自然也会导致心血不足，肝不养心，虚火上炎所以出现脸发热、胸中烦热、心悸不宁、失眠多梦、口舌生疮、大便干。因此服用滋补肾阴、平肝潜阳配以清心安神的中药后，老奶奶的症状就缓解了。

现在我们明白了什么是实热证，什么是虚热证，以及虚热证和实热证怎么鉴别，那么寒证分实寒、虚寒，热证分实热、虚热，如果既有寒证又有热证又当如何呢？

第5天
认识寒热夹杂证

"大夫，请您看一下，我女朋友肚子痛得特别厉害。"2009年1月一名20岁出头的姑娘捂着肚子，脸色苍白，在男朋友陪伴下走进了中医院。原来，这位姑娘来月经了，每次来月经的第一天都会小肚子疼痛、发凉。从昨晚上开始，今天已经痛得直不起腰来，甚至小便都无法排出。每次都必须去医院打止痛针才行。疼痛厉害时，全身出冷汗，几乎晕厥过去。西医院去了好几家，各种检查都查过了，都没什么问题，除了打止痛针也没什么好办法。中药像桃仁、红花、益母草、当归、延胡索等活血化瘀药也吃了不少，服药当月病情稍微缓解，可是下次来月经时依然疼痛。老中医问："平时是不是经常心情烦躁，好上火，喜欢吃冷饮啊？"姑娘说："是啊，自己经常焦躁不安。还特别喜欢吃冷饮，吃完冷饮后才感觉心中稍稍平静。"这就对啦！你这种痛经不仅仅是寒证引起的，而是由于体内的寒热不调引起寒热夹杂证而造成的。"老中医给姑娘开了汤药，内有附子、艾叶、小茴香、栀子、生地、牛膝、柴胡、当归、延胡索，服用3天后疼痛明显缓解，而且下次月经来时也没有出现疼痛，心中烦躁也大为缓解。

那什么是寒热夹杂证呢，寒热夹杂有什么临床表现呢，治则与寒证、热证又有什么不同呢？

1. 寒热夹杂证

寒热夹杂证是指寒证与热证交错在一起同时出现的证候，中医阴阳学说认为，人体一切疾病的发生，都是机体内部对立统一的阴阳双方失去平衡，是阴阳失调的异常变化取代了正常的阴阳对立、依存、消长、转化关系所造成的。即所谓"阴胜则阳病，阳胜则阴病"，"阳胜则热，阴胜则寒"。在一定条件下，机体寒热不调的病机可以同时存在。《素问·调经论》中云："阳虚则外寒，阴虚则内热。"明确说明了阴阳的失衡，终因其寒热属性的关系而在人体以寒、热为特点反映于外。阴阳失衡必然有一方偏虚，若阴虚则出现虚热证，若阳虚则产生虚寒证，由此表现为虚实寒热夹杂证。

2. 寒热夹杂证分类

早在《内经》已经提出"寒热理论"，医圣张仲景不但继承了《内经》的寒热理论，而且在实践中发扬光大。在《伤寒论》中，处处可见"寒"与"热"，寒热夹杂证在临床上较为多见，临床上大致表现为上热下寒证、上寒下热证、表寒里热证、外热内寒证。

（1）上热下寒证（黄连汤证）：《伤寒论》曰："胸中有热，胃中有邪气，腹中痛，欲呕吐者，黄连汤主之。"其因邪热上犯胸膈胃脘，胃失和降故呕吐，脾肠虚寒，寒邪凝滞故腹中痛。方中主药黄连苦寒，泄热以清胃中之邪热；干姜、桂枝辛温散寒以祛肠中之寒邪。

（2）上寒下热证（黄芩加半夏生姜汤证）：《金匮要略》曰："干呕而利者，黄芩加半夏生姜汤主之。"此因胃寒而干呕，肠湿热而下痢。方中用生姜、半夏暖胃散寒降逆以治上寒；黄芩清热燥湿以治下热。

（3）表寒里热证（小青龙加石膏汤证）：《金匮要略》曰："肺胀，欬而上气，烦躁而喘，脉浮者，心下有水，小青龙加石膏汤主之。"此方用治外寒内饮，饮郁化热的咳喘证。方中用麻、桂宣散表寒；细辛、干姜化水气，少佐石膏以清郁热。

（4）外热内寒证（阴旦汤证）：《千金要方》曰：此方主治"伤寒肢节疼痛，内寒外热，虚烦"，治宜温阳解肌，发表除烦。方中干姜、桂心以温中散寒；黄芩清热除烦。

3. 寒热夹杂证治法

寒热配伍并非寒热盲目合杂而用，而是针对阴阳并病、寒热夹杂的病机和药物配伍的特殊作用而组方。疾病的演变是复杂的，特别是慢性疾病，其病理更是虚实并见、寒热错杂。寒热夹杂证治法分为以下几类。

（1）辛温解表与辛凉解表并用：本法用于外感初起，寒热境界不十分清楚时的应变治法。银翘散（《温病条辨》）治疗风温初起，就是在辛凉药中加用了辛温的荆芥、豆豉，而并非单纯辛凉之剂；麻杏石甘汤（《伤寒论》）用于肺热壅盛证，麻石相合，温寒相制，而石膏用量大于麻黄，有清泄肺热而无凉遏之虑。

（2）温阳与清热并用：本法多用于邪热炽盛，又有阳气虚寒的寒热错杂证。《温病条辨》有云："暑邪深入厥阴，舌灰，消渴，心下板实，呕恶吐蛔，寒热，下利血水，甚至声音不出，上下格拒者，椒梅汤主之。"方以黄连、黄芩清热；干姜、川椒温阳，具有祛寒泄热之功。

（3）辛温与酸寒并用：桂枝汤（《伤寒论》）及其类方，对应病机为卫强营弱，营卫不和，若纯用辛温，易泄汗伤营，故方中以桂枝、生姜性味辛温，解肌发表，祛风散寒；芍药酸寒，酸能收敛，寒走阴营，以治营弱。二药同用，可使发汗而不耗伤营血，止汗而不致留邪。

这位姑娘的病就是属于上热下寒证的范畴，治疗宜温阳与清热并用，方中附子、艾叶、小茴香温暖下焦，栀子、生地清理上焦，同时配以牛膝引火下行济肾寒，柴胡生发肝气，引肾水来济心火，最后配以当归、延胡索化瘀止痛，所以她的痛经就痊愈了。

现在我们明白了什么是寒热夹杂证，寒热夹杂的临床表现以及治则，那么寒热夹杂日久就会发生转化，怎么来预防寒热转化？请看下一篇。

第6天
寒热可以转化

什么是寒热证转化，寒热证转化的条件是什么？我们先看看下面这个故事。

在北宋时期，一个炎热的夏天，宋神宗的妹妹长公主的儿子病了，这位小王子今年五岁，平时聪明活泼深得宋神宗的喜爱，这次吃了凉西瓜后上吐下泻，吃什么吐什么，好不容易吃进点东西一点没有消化就排泄出来，这可把长公主全家上下急坏了，宋神宗急忙把太医宣来给小王子看病，太医诊了脉后，说西瓜寒凉，损伤脾胃，这是体内有寒啊，并开了温补药，然后用姜汁冲水给小王子喝了，可是这温补药喝下去一天，坏事了，小王子不仅上吐下泻没有好，又开始喘上了，连喘带吐可把小王子给折腾苦了。这可怎么办呢？这时长公主听说民间有一个叫钱乙的大夫，看小儿病特别有名，急忙派人去请钱乙。钱乙来到长公主府上，给小王子诊完脉后，说这是体内有热啊，不能用温热药，要用清凉药，给小王子开了石膏汤，并叮嘱熬3份，3份药同时喝下，然后就离开了长公主家。等钱乙走后，太医对长公主说，用寒凉药恐怕不妥啊，小王子连吐带泻的，又吃不上东西，这人得多虚啊，不补能行吗，而且吃什么就排泄什么，米谷都无法消化，这是脾胃虚弱啊，更应当温补啊，再用寒凉药，那不要命吗？长公主一听没了主意不知道怎么办才好。宋神宗觉得一个民间的乡医哪能比太医水平高啊，再说太医讲的也有理，就吩咐太医来开药。太医给小王子又开了温补药丁香散，谁知到了第三天，小王子出现肚子胀，而且发起了烧，不仅没法吃东西，连喝水都吐，脑袋都耷拉下来了，长公主急得直哭，这下宋神宗怒了，太医吓得面无人色，直求饶命。没办法，宋神宗只好派人再去请钱乙大夫了，钱乙再一次来到长公主府上，这时小王子都快昏迷了，耷拉着脑袋，赶忙再次诊脉，对长公主说，还是热证，用白虎汤加石膏汤，前三天服用白虎汤，每天服用2次，第四天服用石膏汤1次。果真服用三天后小王子的症状明显减轻了，也不喘了，人有精神了，四天后就不吐了，肚子也不涨了，也能吃点东西，大便也正常了。

七天后小王子的身体痊愈了，又像往常一样蹦蹦跳跳玩去了。长公主高兴极了，为了表示对钱乙的感谢，长公主特地奏请宋神宗，封他翰林学士职位，就这样钱乙进了翰林医官院，当上了太医。

这位小王子明明是吃了寒凉的西瓜，损伤了脾胃，导致吐泻，怎么成了热证了呢？那什么条件下寒证能转化成热证，什么条件下热证会转化成寒证呢，下面我们就来学习一下寒热证的转化。

寒热证的转化，是反映邪正盛衰的情况。由寒证转化为热证，是人体正气尚盛，寒邪郁而化热；热证转化为寒证，多属邪盛正虚，正不胜邪。

1. 寒证转化为热证

患者先有寒证，后来出现热证，热证出现后，寒证便渐渐消失，这就是寒证转化为热证。多因机体阳气偏盛，寒邪从阳化热所致，也可见于治疗不当，过服温燥药物的病人。例如感受寒邪，开始为表寒证，见恶寒发热、身热无汗、苔白、脉浮紧。病情进一步发展，寒邪入里化热，恶寒症状消退，壮热、心烦口渴、苔黄、脉数等症状相继出现，这就表示其证候由表寒而转化为里热了。

2. 热证转化为寒证

患者先有热证，后来出现寒证，寒证出现后，热证便渐渐消失，这就是热证转化为寒证。多因邪盛或正虚，正不胜邪，功能衰败所致；也见于误治、失治，损伤阳气的患者。这种转化可缓可急。如热痢日久，阳气日耗，转化为虚寒痢，这是缓慢转化的过程。又如高热病人，由于大汗不止，阳从汗泄，或吐泻过度，阳随津脱，出现体温骤降，四肢厥冷，面色苍白，脉微欲绝的虚寒证（亡阳），这是急骤转化的过程。

这位小王子虽然吃了寒凉的西瓜，但发病在炎热的六月，寒邪转化为热邪，热邪伤脾胃，所以出现严重的吐泻。这时候应该清热，可是太医却诊断为寒证，给小王子服用了温热药，上焦也就热盛，所以才会出现喘的症状。后来又误服了丁香散，丁香是下焦热药，这样上中下三焦皆热，所以小王子会出现腹胀、喝水就吐。钱乙大夫给小王子服用白虎汤加石膏汤以清热泻火、养阴生津，真正的病因解除了，所以小王子的病就痊愈了。

现在我们明白了什么是寒热转化证，那么寒热斗争日久也会出现较为严重的真热假寒证和真寒假热证，请看下一篇。

雾里看花，真真假假

临床上当病情处于危急阶段，有时会出现真寒假热证或真热假寒证。辨别此类证候，真真假假，好比雾里看花，特别考验医生的辨证水平。那么什么是真寒假热证，什么是真热假寒证？它们各自的特点又有哪些呢？下面从"李大爷的怪病"谈起。

家住济南南部山区的李大爷最近得了怪病，不知什么原因从当年1月份开始每天下午到晚上都会发烧，体温最高达39.8℃，一般都在38℃~39℃。上午一点事也没有，可是到了下午又开始发烧，天天如此。李大爷害怕了，在家人的陪同下来到当地西医医院检查，又是拍片又是抽血的，连彩超、心电图都查了，也没查出什么原因来。最后以"发热原因待查"住院治疗，先后应用青霉素、头孢霉素、阿奇霉素、异烟肼等药物治疗，没有明显的改善，后自动出院。又让当地的中医治疗，服用黄芩、黄连、金银花、连翘等清热解毒的中药，喝了20多付中药体温不降反而升高，最高达40.5℃，还出现了恶心、呕吐、腹痛腹泻的症状。李大爷非常痛苦，也吃不下饭去，一个多月就掉了20多斤，身体消瘦明显，精神不振，家人急得团团转，来到省城，找到市中医院的中医大夫把脉问诊，将自己的症状及检查治疗经过详细地说给中医听，中医大夫号完脉后问："平时是不是怕寒怕冷，还经常闹肚子啊？"李大爷说："是啊，我这是老毛病了，从年轻时就这样。"听完了李大爷的叙述后，大夫说："你这是脾肾阳虚、气血亏虚啊，应当温肾暖脾、益气养血。"给开了桂附地黄汤合归脾汤加减，服用7天后李大爷的体温渐渐降至正常，精神明显好转，食欲改善。后改用附子理中丸调理半个月后，体温未再升高，食欲明显改善，大便也正常了。

那么李大爷到底得的是什么病呢？怎么服用桂附地黄汤合归脾汤后就好了呢？下面我们就来学习什么是真寒假热证和真热假寒证。

1. 真寒假热证

真寒假热证是指内有真寒而外见某些假热的证候，实际是虚阳浮越证，古代亦有称"阴盛格阳证""戴阳证"者。其产生机制是由于久病而阳气虚衰，阴寒内盛，逼迫虚阳浮游于上或格越于外，阴阳寒热格拒而成，是病情发展到寒极的时候，出现一些与寒证病理本质相反的"假热"症状与体征。其临床表现之身热，面色浮红，口渴，脉大等似属热证，但病人身虽热却反欲盖衣被，渴欲热饮而饮不多，面红时隐时现，浮嫩如妆，不像实热之满面通红，脉大却按之无力。同时还可见到四肢厥冷，下利清谷，小便清长，舌淡苔白等症状。所以，热象是假，阳虚寒盛才是疾病的本质。

《景岳全书·传忠录》曰："寒热有真假者，阴证似阳，阳证似阴也。盖阴极反能燥热，乃内寒而外热，即真寒假热也。假热者，水极似火也。"真寒宜温，用四逆汤、八味丸、理阴煎、回阳饮等方。

2. 真热假寒证

真热假寒证是内有真热而外见某些假寒的证候。其产生机制，是由于阳热内盛，阳气闭郁于内，不能布达于四末而形成；或者阳盛于内，拒阴于外，故也称为"阳盛格阴"，根据其阳热闭郁而致手足厥冷的特点，习惯上又把它叫作"阳厥"或"热厥"。其内热愈盛则肢冷愈严重，即所谓"热深厥亦深"。临床表现有手足冷、脉沉等，似属寒证，但四肢冷而身热不恶寒反恶热，脉沉数而有力，更见烦渴喜冷饮、咽干、口臭、谵语、小便短赤、大便燥结或热痢下重、舌质红、苔黄而干等症。这种情况的手足厥冷，脉沉就是假寒的现象，而内热才是疾病的本质。

《景岳全书·传忠录》曰："阳极反能寒厥，乃内热而外寒，即真热假寒也。假寒者，火极似水也。"内实者，宜择用三承气汤；潮热者以大柴胡汤解而下之；内不实者，以白虎汤之类清之。

这位李大爷的病就是属于真寒假热范畴，他每天体温升高其实是假象，而畏寒肢冷、便溏等寒性症状才是疾病的本质。故用黄连、黄芩、金银花、连翘等寒凉药物治疗无效，反使病情加重。究其病因，本病乃由脾肾阳虚，气血两亏所致，故给予温肾暖脾、益气养血之品，李大爷的怪病自然就好了。

这周我们学习了寒证、热证、真寒假热、真热假寒证各自的发病特点，有寒热，就会有虚实。那么怎么正确认识虚实证呢？请看下一周"虚实辨证"。

虚实辨证

第1天
邪气盛则实-实证

　　一位姓刘的小伙子，35岁。去年3月份因工作需要出差，正值冬春季节交替，气候变化不定，不慎感受风寒之邪。因为工作时间紧张，不能输液，又担心吃感冒药后困倦乏力耽误接下来的工作，所以他来到中医院，希望中药能解决问题。经中医大夫望、闻、问、切后，病历书写：某人35岁，身形强壮，身体一直很健康。这次受风寒，当晚即发高烧，体温达39.8℃，恶寒严重，虽然盖了两床棉被，仍然感觉很冷。周身关节疼痛，无汗，皮肤滚烫而且咳嗽不止。视其舌苔薄白，切其脉浮紧有力。挥笔开方，写下4味中药，并且胸有成竹地告诉这个小伙子："一付药即可缓解，两付药便可痊愈。"小伙子当天将信将疑地离开，第二天神采奕奕地回来告诉大夫："中医真是太神奇了，昨天服药后出了一身大汗，今天早晨起来就舒服多了，也不怕冷了，身上竟然也不感觉疼了！"

　　此乃典型的风寒表实证。中医以一剂麻黄汤（麻黄9g，桂枝6g，杏仁12g，炙甘草3g）辛温发汗，解表散寒，药到病除。

　　外感风寒表实证是外邪侵犯了人体，人体正气与之抗争，正邪剧烈相争在肌表，表现出恶寒高热的症状。

1. 虚和实是辨别邪正盛衰的纲领

　　中医学认为疾病的发生是人体的正气与外来邪气相互斗争的过程。任何一种邪气侵入人体，正气必然与之抗争，以去除病邪和维护机体的健康。

　　虚和实是阐述邪气和正气二者之间关系。对于邪正盛衰的确定，主要是根据《素问》里所说"邪气盛则实，精气夺则虚"这两句话而来的。邪气入侵人体，若正气充盛，能够奋起抗邪，邪正相搏剧烈，就表现为实证。若正气不足，脏腑功能减退，则多表现为虚证。

2. 实证的形成

　　实证主要有两方面的成因：一是风、寒、暑、湿、燥、火、疫疠以及虫毒等邪气侵犯人体，正气奋起抗邪，故病势较为亢奋、急迫；二是体内阴阳气血失调，气化障碍，形成痰、饮、水、湿、脓、瘀血、宿食等有形病理产物壅聚停积于体内，阻滞了气机。实证以邪气充盛、停积为主，但正气尚未虚衰，有充分的抗邪能力，故邪正斗争一般较为剧烈，而表现为有余、强烈、停聚的特点。

3. 实证的临床特点

《素问·玉机真脏论》里面用"五实"贴切地归纳了实证的临床特点，即：脉盛（心气盛则脉搏有力）；皮热（肺气盛寒，热明显）；腹胀（脾气盛，腹部胀满）；前后不通（肾气盛，二便不利）；闷瞀（肝气盛则胸闷，甚至神志不清楚）。

实证的病变一般比较急，来得快，病程不长。证候明显、剧烈。比如疼痛，实证疼痛一般起病较急，疼痛剧烈，痛处固定拒按，多表现为刺痛、掣痛、绞痛等。

4. 实证的治疗

治疗实证的基本原则为"实则泻之"，即针对病邪之所在而除去之。如《素问·阴阳应象大论》曰："其有邪者，渍形以为汗；其在皮者，汗而发之；其下者，引而竭之；中满者泻之于内。"常用以汗法、下法、清法、消法为常用治疗法则。

《素问·调经论》里面讲到百病皆有虚实："百病之生，皆有虚实"。对于某一个疾病，并不一定要分出寒热来，但是虚实是任何疾病都有的，"万病不出于虚实两端"。此篇我们对实证有了一些了解，下一篇我们将学习虚证。

第2天
精气夺则虚-虚证

"精气夺则虚"指正气不足或正气虚损而导致的一类证候。是对人体正气虚弱、不足为主所产生的各种虚弱证候的概括。虚证反映人体正气不足而邪气并不明显，强调的重点是正气的不足。通常所说的正气，包括气、血、阴、阳、津液、脏腑之精气，还有卫气、营气等。

1. 虚证的形成

虚证的形成，可以由先天禀赋不足导致，但更主要是由后天失调和疾病耗损所产生。

饮食失调，营血生化之源不足；思虑太过、悲哀卒恐、过度劳倦等，耗伤气血营阴；房事不节，耗损肾精元气；久病失治、误治，损伤正气；大吐、大泻、大汗、出血、失精等致阴液气血耗损等，均可形成虚证。虚证不同于实证，它有个程度的表现，有的正气虚损程度不严重，仅表现出很小程度上的虚弱，有的正气亏虚严重，抗邪力量微薄，可以导致虚衰，甚至发展成危重证候的亡阴亡阳。

曹女士今年28岁。患者产后已有一年半，产后不久因洗澡时受风，出现了怕风，畏寒的症状。之后经常汗出，天气越冷，出汗越厉害，而且一出汗就感冒。对此曹女士痛苦不堪。近又感冒，自觉发热、怕冷，鼻塞流涕，背部发凉。不爱吃饭，有时还胃胀、腹泻。舌淡，苔薄白，脉重按无力。

像曹女士这种产后自汗出，易感冒的情况，并不是个别现象。女子生产过程中消耗大量能量，在中医来讲产后气血亏耗，稍感风寒，汗孔大开，津液泄露为汗。气血大亏，正气不能御邪于外，风寒之邪易乘虚而入。脾胃阳气不足，对饮食物的运化不利，导致腹胀腹泻。各种症状的产生，都是产后机体虚弱的表现，这便是虚证的实例。

2. 虚证的临床特点

从曹女士的身上我们不难发现，虚损性疾病，多见脏腑功能活动低下的表现。所以，它的病势比较沉静，斗争不是那么剧烈。与实证的疼痛相比较，一般起病缓慢，疼痛较轻，时作时止，多表现为隐痛、空痛，不像实证那样明显剧烈。多见消瘦、面色无华、体倦、眩晕、眼花、心悸、失眠、自汗盗汗、五心烦热或畏寒肢冷、脉虚无力等。简单来说，临床一般是以久病、势缓者多虚证，耗损过多者多虚证，体质素弱者多虚证。

其证候表现，因为有气虚，有血虚，有阴虚，有阳虚，有津液亏虚、营虚、卫虚等等，又有各个脏腑的虚，如心虚、肝虚、脾虚、胃虚，所以症状表现各不相同。在上一篇中我们提到了"五实"，同样在《素问·玉机真脏论》里面也有"五虚"的表现：脉细（心气虚则脉细弱）；皮寒（肺气虚则肌肤不养）；气少（肝气虚则气少乏力）；泻利前后（肾气虚则二便不禁）；饮食不入（脾气虚则不欲饮食）。

3. 虚证的治疗

治疗虚证的基本原则为"虚则补之"，是根据气血、阴阳，哪个脏哪个腑的虚证，而分别采用补气、补血、补阴、补阳之法治疗。补虚药物众多，如张介宾云："凡气虚者，宜补其上，人参黄芪之属是也；精虚者，宜补其下，熟地、枸杞之属是也：阳虚者，宜补而兼暖，桂附干姜之属是也：阴虚者，宜补而兼清，门冬、芍药、生地之属是也"。补虚之方更广，如左归饮、右归饮、人参养荣汤、四君子汤等，不胜枚举。

4. 虚证实证的鉴别

从症状上来看，同样的症状，可能是实证，亦可能是虚证。例如腹痛，喜按者为虚，拒按者为实；又如阳虚者有畏寒，表实证亦有恶寒。虚证、实证可以从病程、病势、体质及症状、舌脉等方面加以鉴别（见表1）。

表1　虚证和实证的鉴别

	虚证	实证
病程	长（久病）	短（新病）
体质	多虚弱	多壮实
精神	萎靡	兴奋
声息	声低息微	声高气粗
疼痛	喜按	拒按
胸腹胀满	按之不痛，胀满时减	按之疼痛，胀满不减
发热	五心烦热，午后微热	蒸蒸壮热
恶寒	畏寒，得衣近火则减	恶寒，添衣加被不减
舌象	质嫩，苔少或无苔	质老，苔厚腻
脉象	无力	有力

第3天
虚实夹杂证

通过上2篇的内容我们学习了什么是实证，什么是虚证。那么还有一种情况：比如一位患者咳喘，咯痰，胸闷，脘腹胀满，甚至不能平卧；但同时还有腰膝酸软无力，四肢冰凉、怕冷，吸气短少，眩晕的症状。也就是说，既有虚证的表现，又有实证的特点，这种虚证、实证错杂的情况，我们该怎样辨证呢？

临床所见固有纯虚证或者纯实证者，而像这种邪实与正虚同时存在的情况更多，我们称其为"虚实夹杂证"，又称"虚实错杂证"，是患者在病变某一阶段同时存在着正虚与邪实两方面的病理变化的证候。有实证中夹虚证的以实证表现为主；有虚证中夹实证的以虚证表现为主；也有虚证实证并重，表现不分主次者。

虚实夹杂证的产生一是因为患者素有虚证，因新感外邪，或伤食、外伤等，以致当前病情表现以实为主，虚证暂时不够明显，出现了实证的特征。或是因为本为虚证，由于正气不足，气化失常，以致病理产物等停积体内，而表现某些实的证候。

曾经接诊过一个单位的女领导，平日里工作量大，紧张压力导致她精神疲倦，面色萎黄，还经常头晕，并伴有失眠多梦。也曾服用过多种补品，都收效甚微。对待下属脾气暴躁，若赶上经期，其下属更是苦不堪言。月经经常延迟，行经腹痛，刺痛感，痛处固定。月经量少色紫暗或有血块。

这位女领导的情况，恰如《金匮要略·血痹虚劳病脉证治》中说："五劳虚极羸瘦……内有干血，肌肤甲错，两目黯黑，缓中补虚，大黄䗪虫丸主之。"意思是五劳七伤导致的虚劳干血，因虚致瘀是其主要原因，因瘀血不去新血不生，服用再多的补品也无济于事。所以治疗的关键应是祛瘀生新，大黄䗪虫丸方中大黄、䗪虫、桃仁、水蛭、牛膝活血通络化瘀。其虚亦因瘀去新生而得复原。

虚实夹杂证虚中有实，实中有虚，病机复杂，是一个动态的变化过程，有正气虚而致邪实，有邪气盛而致正气虚；有上实下虚、下实上虚、表实里虚、表虚里实等等。因此只有明辨其病机，抓住其本质，才能辨治准确，否则极易导致误治的发生。

治疗虚实夹杂证，施补则邪更盛，投泻则正更虚，医者颇感棘手，故辨证须注意病情的先后缓急，主次轻重，灵活动用补泻之法。

实多虚少的虚实夹杂证，当首先注重祛除实邪，实邪能够损伤正气，同时也决定着病情的发生、发展及转归，关系到患者的安危。《内经》曰："邪去则正安"，故应先攻其邪，而后扶正。但因攻邪之药常易耗损正气，故应兼顾其正气，以防发生其他变故。如人参败毒散治疗气虚外感证，方中重用羌活、独活等多味解表药，意在攻邪为主；一味人参，意在扶正。全方攻为主，补为辅，正适合实多虚少证。

虚多实少的虚实夹杂证，治疗以补虚为主，同时兼顾实证。如果一味进补，恐"闭门留寇"，如攻邪太过，则伤正气，故易缓攻，谓之"门开一面"。

虚实夹杂证，无论实或虚，皆是有正气不足和实邪两方面存在，所以，施治时，立法处方需根据邪正两方面的主次缓急，采取或以攻为主兼而补虚，或以补为主兼而祛邪，或先攻后补，或先补后攻，或攻补并重兼而施之。总之，治疗原则是有攻有补，攻其邪气，补其不足。

第4天
实证致虚与虚证致实

疾病是正邪相争的过程。邪正斗争的趋势，或是正气战胜邪气而病愈，或是正不胜邪而导致病情迁延。由于正邪力量对比的变化，实证可以转变为虚证，虚证亦可出现实证的表现。

实证致虚是病情先表现为实证，由于或失治、误治，耗伤太过而不足以防御邪气，或病程迁延，邪气渐却，阳气或阴血已伤，渐由实证转变为虚证。例如本为咳嗽吐痰，息粗而喘，苔腻脉滑。若痰邪不去，咳嗽日久，耗伤肺气，气失所主则见气短而喘，声低懒言，面白，舌淡，脉弱。或温病初起见高热，口渴，汗多，脉洪大，后期见神疲嗜睡，食少，咽干，舌嫩红无苔，脉细数等。均是邪虽去而正已伤，由实证转化为虚证的表现。

临床上，实证转虚较为常见，基本上是病情转变的一般规律；而虚证致实的情况，见于正气不足，脏腑功能衰退，组织失却濡润充养，或气机运化迟钝，以致气血阻滞，病理产物蓄积，表现为实证的特征。实际上此时虚的情况仍然存在，只是邪实成为主要矛盾，形成了虚实夹杂证。比如说一个心阳气虚的病人，由于心主血液，心阳能够推动血液，心阳气虚则血液运行就不畅，可能在某个时候突然血瘀堵塞在某个部位，出现血瘀，这个时候出现了刺痛。再如一个脾肾阳虚的病人，不能够气化水液，水液气化失常了，水湿都停留在体内，发为水肿，小便不通，腹胀明显，这时实的症状很突出了，变成以实为主了。像这种情况下，原来邪正斗争以虚为主的，现在变成以邪实为主了。实际上很多情况下因虚致实，或者因实致虚，不等于虚证或实证的消失，只是主要矛盾发生了转化，因此常常是一种虚实夹杂，有的可能是好转，也有的可能是病情的发展。

虚实的转化，取决于其人禀赋之强弱，受病之久新，证候之重轻以及治疗得当与及时否。总之，正气盛，病势向愈；正气虚，转化为逆。由虚转实，正气恢复之佳兆；由实转虚，正气内夺之逆候。这说明在疾病的辨治过程中，虚与实总在发生着量变和质变的转化运动，这要求我们根据疾病脉症变化，进而了解疾病的虚实转化，也就是仲景之"观其脉症，随证治之"。

第5天

大实有赢状-真实假虚证

　　我们判断疾病的或实或虚，都是根据临床的征象。但临床上的征象，仅仅是疾病的表象，在一般情况下，现象与本质相一致，那么就可以准确反映病机的虚或实。但在特殊情况下，即现象与本质不完全一致的情况下，往往会出现与疾病本质不符的许多假象，因而有"至虚有盛候"的真虚假实和"大实有赢状"的真实假虚的病理变化。虽然假象也是由疾病的本质所决定的，但它并不如真象那样更直接地反映疾病的本质，往往会把疾病的本质掩盖起来。

　　虚实真假见于病重阶段。"真"是指疾病的本质，"假"是因部分表现与病性相反，即不符合一般虚、实概念，与实证亢奋有余，虚证不足衰退的一般规律相矛盾的证候。如真实假虚证，病性为邪气过盛，却表现有类似虚证的假象。但这些假象是由邪气过盛，正气不能外达所致。而真虚假实证的病性乃正气不足，反见疑似邪气盛实之征，此征象应为正气不足，运化无力产生。在临床实践中要注意辨析真假，去伪存真。

　　"大实有赢状"是真实假虚证。大实，是邪气甚盛；赢状，是"正气不足"之外在表现。即是讲病变的本质是邪气大盛，当邪气盛到一定程度，由于病理变化的复杂，可能产生某些"赢状"。因为疾病本身又没有正气不足的内在因素，所以这些所谓"赢状"是假象。

　　比如说疳积、肝硬化腹水、癌症的病人，里面有瘀血、癌组织、水等等结聚在体内，但同时又可以见到身体消瘦、精神疲倦、舌质苍老等表现。我们之前讲实证的特点，实证证候应该是明显、剧烈的。一个实证的病人，身体应该还比较强壮，证候的反应剧烈，不会疲倦、沉静，所以这些情况和一个真正的完全单纯的实证不相符，它的原因就是由于积聚了以后，内部有癥积，阻滞了气血，所以气血不畅，机体得不到气血的濡养，所以表现有虚的证候了。

　　《古今医案按》中讲述了这样一则病例。

韩茂远，伤寒九日以来，口不能言，目不能视，体不能动，四肢俱冷，皆曰阴证。士材诊之，六脉皆无。以手按腹，两手护之，眉皱作楚。按其跌阳，大而有力，乃知腹有燥屎也。与大承气汤，得燥屎六、七枚，口能言，体能动矣。

这是著名医家李中梓治疗"大实有羸状"的典型病例。根据《伤寒论》，有见烦躁、谵语、喘冒不能卧、目中不了了、睛不和、不识人、直视、循衣摸床等症状时，以大承气汤下之则愈的记载，因此毅然下之。

2000 年 5 月，一位 70 余岁的王女士，因持续 7 天发热，住进了医院。医院诊断为流感，用病毒唑、先锋霉素、氢化可的松静脉点滴 3 日，效果不佳；之后要求中医治疗。大夫视其咳嗽气喘，气短乏力，神志昏沉，发热口干，不欲饮食，稍一活动就出汗。辨证为气虚证予补中益气汤方加减治疗，服 2 剂后病情反而加重，痛苦面容，呼吸气促，腹大胀满，拒按。听老人的女儿叙述，其母亲一直大便干燥，平时 3~4 天 1 次，近几日大便时流出黑色水样便，肛门周围红肿。此次中医大夫辨证为燥屎内结，热结旁流。处方予大承气汤加减（大黄 9 g，川厚朴 12 g，枳壳 15 g，木香 10 g，瓜蒌 20 g，当归 15 g，山楂 15 g，桃仁 10 g）1 剂后，患者排出干结便块 10 余枚，能进流食。2 剂后，又排出干燥屎块 20 枚，腹胀的感觉消失，食欲大增，呼吸也平稳了。

以上 2 则病例事实上都是《伤寒论》的阳明腑实证。邪热炽盛于内，主要表现大便秘结，腹部胀痛持续不减、拒按，甚则潮热谵语，舌红，苔黄而糙等大实之象。但由于热结肠胃，痰湿阻滞，腑气不通，经气不利，气血周流不畅，阳气不得疏达，而出现神情嘿嘿，身寒肢冷，脉象沉迟等似正气不足之羸状。若再仔细察辨，便可知病人虽表现神情嘿嘿，但神志清楚、呼吸气粗、语音洪亮；虽有身寒肢冷，但自感发热口渴；脉虽沉迟，但按之实而有力。由此可见，阳明腑实、邪热炽盛为病之本质，而神情嘿嘿、身寒肢冷、脉沉迟等皆为病理变化中表现的假象。治疗时，只可攻泻阳明实邪，而不可兼用补法或先攻后补，更不可单纯施用补法。若误用补法，则必"误补益疾"，加重病情。

第6天

至虚有盛候－真虚假实证

与真实假虚证相对应的是真虚假实证，即病本为虚，而表现一派实象，称之为"至虚有盛侯"。

一位近70岁的赵妈妈，捂着肚子到医院急诊就诊。自述因为早晨吃了前一天晚上的剩饭，引起左上腹疼，疼痛较重。医院按照"急性胃炎"给予解痉止痛和抗生素治疗，连续几天后，检查费和治疗费数百元，腹痛却未见明显缓解。于是停用西药，到中医门诊治疗。经过中医大夫详细的诊查，刻诊：患者左上腹阵发性疼痛，有时连及背部疼痛，疼痛时腹部起包块，攻撑作痛，按之可移动，疼痛过后包块消失，遇冷后加重，呕吐剧烈不能饮食，手足厥冷。舌质淡红，苔白腻，脉沉细滑，两尺脉弱。辨证属中阳衰弱，阴寒内盛之证，予大建中汤方加减。服药3剂后腹痛完全消失。

此证正是张仲景在《金匮要略·腹满寒疝宿食病脉证并治》中讲："心胸中大寒痛，呕不能饮食，腹中寒，上冲皮起，出现有头足，上下痛而不可触近，大建中汤主之。"本条"上下痛而不可触近"似乎属于实证，但其痛并非像实证那样固定不移，而是上下走窜，其满也时增时减，因此乃真虚假实也，用大建中汤温阳建中，祛寒止痛。

又比如肾衰的病人，出现水肿；阴虚的人，肠道失于津液滋养，出现便秘的情况；闭经，月事不以时下，看似是不通的症状，事实上是气血不足。真虚假实之"假"可以表现为腹满、喘促、二便不利等等，但是这些表现有一些条件，就是腹满时减，气喘而短，一定还有疲倦，有脉虚等等一派虚的证候。出现这些问题是由于正气衰退了以后，阴血亏虚，运化无力，气机阻滞。肾阳不化气、不能够化水，所以小便不通；脾虚失运，或者是中气不足都可以导致便秘。肾衰病人，脾肾阳虚出现的小便不通、便秘的症状就是真虚假实的情况。

脾胃气虚证，脾不健运，水谷不化，气血化生无源，主要表现食少纳呆，大便溏薄，少气懒言，四肢倦怠，舌淡，面色萎黄不华等。但由于脾胃运化无力而出现脘腹胀满、作痛，或脉弦等似邪气有余之盛候。若再仔细察辨，便可知病人虽有脘腹作胀，但有时能自行缓解；虽有脘腹作痛，但不拒按，按之反而痛减；脉虽有弦象，但重按沉取却虚而无力。由此可见，脾胃气虚为病证本质，而脘腹作胀、疼痛等，皆为病理变化中出现的假象。治疗此证，只可补益脾胃之气虚，一般情况不可兼用攻法，更不可单用攻法，若误用攻法，则必"反泻含冤"，导致病情危重。

在疾病的发生和发展过程中，病机的虚和实，都只是相对的而不是绝对的。由实转虚、因虚致实和虚实夹杂，常常是疾病发展过程中的必然趋势。因此，在临床上不能以静止的、绝对的观点来对待虚和实的病机变化，而应以运动的、相对的观点来分析虚和实的病机。中医看病，首先要辨虚实，"虚则补之，实则泻之"。相对于单纯的实证和虚证，虚实真假的情况更为复杂，所以特别是针对虚实真假的鉴别，更为重要。避免犯"虚虚实实"的错误，令虚者更虚、实者更实。

虚实真假之辨，关键在于舌脉，一般来讲，脉弦劲有力者为真实，而脉沉迟无力者为真虚。假实虽可见脉弦，但按之不及，假虚证亦有迟脉而重按有力；其次是舌质的胖嫩与苍老，真实证舌质苍老；真虚证舌淡胖嫩。另外有经验者还可以根据病人整个体质状况，病之新久，治疗经过等，判断虚实的真假。

第7天

独处藏奸－虚实之辨

人是一个复杂的整体，而且由于邪正的斗争会引起机体错综复杂的改变，疾病的发生不可能只有单纯或虚或实的变化，这就是我们之前讲到的虚实之间的相互转化和虚实的真假。

对于复杂的病症，临床诊察时必须明察秋毫，擅于发现独特的迹象，在辨证时，才能掌握疾病的本质。通常我们说："通体见有余，一处见不足；通体见不足，一处见有余"，以及"大实有羸状，至虚有盛候"等特殊病证，意思就是在"通体""大实""至虚"这些表面的证候中寻找藏匿在其中的与证候实质不符的其他现象，虽不起眼，却能反映病情的真相。即张景岳所谓"独处藏奸"。

下面通过一则名家的医案，教我们领会中医辨证过程中如何识别"独处藏奸"的真谛。

【医案】一位 40 岁女患者，于 2007 年 4 月到某中医院就诊，自述心中悸动不安 8 年，胸中隐隐作痛，短气乏力，冬春季节或偶遇阴雨天症状加重；且每因情绪不畅，受凉劳累而诱发早搏及心动过速，心跳可达 150～180 次/分。经心电图检查，心脏无器质性病变，西医诊断为"房性早搏"，"阵发性心动过速"。患者曾患肾盂肾炎、慢性肠炎，先后人工流产 3 次。长期服安定、心得安、维生素、复方丹参片，联用中药安神定志丸、归脾丸、天王补心丹、复脉汤等。看似病人体质较差，一派虚象，如此对症下药，却疗效平平。

此患者初诊时：望其身形消瘦，颜面憔悴，眼眶和颧部色暗。舌质红，舌边有瘀点，舌下静脉紫暗色，苔黄腻，脉细有促象。考虑为心阴亏虚，又有心阳不足，兼有瘀血阻滞之证。予生脉散合桂枝甘草汤加减：党参 15g，麦冬 20g，五味子 6g，桂枝 15g，炙甘草 6g，当归 12g，川芎 10g，三七粉 6g，苦参 10g，甘松 6g，五灵脂 15g。6 剂。

复诊：心中似乎较前平稳，余症如前。交谈中得知病人每当午眠或夜眠时，于目合而将要入睡之际，经常突发早搏而难以入眠。

老中医因此考虑此患者虚中所夹之实，不仅有瘀的方面，还有痰的原因。从病人所述的症状来看，并没有"痰"的现象，不知这"痰"从何辨来？中医理论讲人之所以能入眠，依赖心肾相交，心阳下降交于肾，肾阳上升交于心，便是"水火既济"的状态。这位患者因饮停于心下，阻碍心阳下交于肾，因而惊悸不能入眠。

上方合温胆汤：法半夏10g，茯苓15g，陈皮10g，枳实10g，竹茹10g。6剂。服药期间月经来潮，见血块减少，心悸明显缓解。舌质淡红，舌边瘀点已暗淡。脉细已无促象，睡眠正常。

服药1月余后复诊，心悸进一步减轻，虽有偶发心悸，但持续时间短，稍休息便缓解。睡觉饮食都正常，气色较之前大好。

疾病的临床表现千变万化，错综复杂，对确定诊断有重要价值的临床征象可能未曾显现或以不为人注意的方式出现，因而易于疏忽，以致治疗失之偏颇。此病例中，医生慧眼独具，从不起眼的证据中，找到了事实的真相。提示我们在临床中要提高警惕，见微知著，对治疗疾病才能一矢中的。

阴阳辨证

第*1*天
什么是阴阳和阴阳学说?

1. 阴与阳

在中国古代, 人们认识世界事物是非常朴素的, 仅仅是把事物分为相对的两个方面, 比如阴和阳。阴阳最初就是指日光的向背, 即向日一方属阳, 背日一方属阴。后来引申运用于说明气候的寒热, 方位的上下、左右, 运动状态的躁动和宁静等, 并逐渐发展总结出阴阳对立、依存、消长和转化等基本理论, 用以认识和解释宇宙的基本规律, 正如《周易·系辞上》说"一阴一阳之谓道", 即无论自然、人事, 都表现此道, 这就形成了我国古代所独有的哲学理论——阴阳学说。

阴阳的基本特性, 是辨别事物阴阳属性的依据。例如: 火、运动、外向、上升、温热、明亮等特性属于阳; 水、静止、内守、下降、寒冷、晦暗等特性属于阴。

可见, 阴阳所代表事物不仅具有关联性, 代表相互关联的一对事物, 或一个事物的两个方面。而且, 事物阴阳属性是相对的。凡具体事物的属阴属阳, 并不是绝对的, 而是相对的。也就是说随着时间的推移或所运用范围的不同, 事物的性质或对立面改变了, 则其阴阳属性也就要随之而改变。这一方面表现为在一定的条件下, 阴和阳之间可以发生相互转化。如寒热证的转化就是这样, 病证的寒热性质变了, 分析其阴阳属性当然也要随之改变。另一方面体现于事物的无限可分性。如昼夜分阴阳, 而上午与下午、前半夜与后半夜, 随着对立面的改变, 而在阴阳之中又可以再分阴阳。

2. 阴阳学说

以上我们学习了阴阳及其基本特性, 中医以阴阳学说揭示人体及其疾病的变化规律, 主要包括以下四个方面。

(1) 阴阳的对立制约: 阴阳的对立制约是用阴阳说明事物或现象相互对立的两方面及其相互制约的关系。对立是指一个统一体的矛盾双方的互相排斥、互相斗争(有时也指对立面)。阴阳学说认为自然界一切事物或现象, 都存在着相互对立的两个方面，如天与地、出与入、升与降等等。制约是指一种事物的存在和变化以另一种事物的存在和变化为条件。《类经附翼·医易》曰："动极者镇之以静，阴亢者胜之以阳。"就是说明以静制约动，使动不至于过极，以阳制约阴，使阴不至于过盛。比如一年四季有温热寒凉的气候变化，春夏的温热，是因为春夏的阳气上升抑制了秋冬的寒凉之气，相反的，秋冬之所以寒冷，是因为秋冬的阴气上升，抑制了春夏的温热之气。

对立制约有"相反相成"的含义，也即含有矛盾对立统一的意思。对立是二者之间相反的一面，制约是二者之间相成的一面。相反的东西有同一性。但对立面的斗争是绝对的，没有对立也就没有统一，没有相反也就没有相成。只有维持这种关系，事物才能正常发展变化，人体才能维持正常的生理状态；否则，事物的发展变化就会遭到破坏，人体就会发生疾病。

（2）阴阳的互根互用：阴阳的互根互用也叫作阴阳依存。是用阴阳说明相互对立的事物之间，又是相互依存的，任何一方都不能脱离另一方而单独存在。阴阳依存也含有矛盾统一性的意思。具体可从以下3方面来理解。

首先，阴阳依存是事物阴阳属性的依据。如上属阳，下属阴，没有上的属阳，就无所谓下的属阴，没有下的属阴，也就无所谓上的属阳；热属阳，寒属阴，没有热的属阳，就无所谓寒的属阴，也就无所谓热的属阳。所以说，阳依赖于阴，阴依赖于阳，每一方都以其对立的另一方为自己存在的条件。

其次，阴阳依存是事物发展变化的条件。事物的发展变化，阴阳二者是缺一不可的。因为阳依赖于阴而存在，阴依赖于阳而存在，缺少任何一方，则另一方也就不可能存在了。就人体而言，无论是在相对物质之间，或相对功能之间，或功能与物质之间，都存在着这种相互依存的关系。所以前人所谓的"无阳则阴无以生，无阴则阳无以化"，以及"孤阴不生，独阳不长"，就是概括说明了这一问题。比如春夏的阳气逐渐增旺，阴气也随之增长，天气虽然热但是雨水也增多了，相反的，秋冬阳气渐少，阴气也随之潜藏，天气虽然寒冷，但是雨水也渐少了。

再次，阴阳依存是阴阳转化的内在根据。由于阴阳代表着相关事物的对立双方或一个事物内部对立的两方面，因而阴和阳可以在一定的条件下，各向着自己相反的方面转化。如果阴阳之间不存在这种依存关系，那就不可能发生阴阳转化了。

（3）阴阳的消长平衡：阴阳的消长平衡是用阴阳说明事物对立双方相互消长的运动形式与相对平衡的静止状态。消长有增减、盛衰的含义。平衡指矛盾的暂时的相对的统一。因此，阴阳的消长与平衡，也含有矛盾的对立和统一的意思。阴阳消长运动是绝对的。由于阴阳两个对立面的相互斗争，其结果必然会出现相互消长的情况。

其消长运动的基本形式为：此长彼消（先长后消）包括阴长阳消和阳长阴消，此消彼长（先消后长）包括阴消阳长和阳消阴长。如四时气候的变迁，寒暑的更易，实际上即是反映了阴阳消长的过程。阴阳平衡与阴阳消长相对而言，是指相对的暂时的静止状态。它是物质运动的特殊表现，是维持事物正常发展的必要的一个方面。人体生理上物质与功能之间的关系、兴奋与抑制的转变过程，其中也都具有阴阳消长的运动变化过程。但这种消长，一定要维持在相对平衡的范围之内才是正常的，如果由于某种原因破坏了阴阳的相对平衡，导致了阴阳消长的失调，就属于病理状态。

（4）阴阳的相互转化：阴阳转化是指阴阳对立的双方，在一定的条件下，可以各自向其相反的方向转化，即阴可以转化为阳，阳也可以转化为阴。事物运动变化的形式，除消长以外，还有转化，而且消长与转化是密切联系的。消长含有量变的意思，转化含有质变的意思，而转化又有矛盾统一性的含义。

阴阳对立双方之所以能够相互转化，是因为对立的双方已相互倚伏着向其对立面转化的因素，即阴阳互根互用中第三点的意思。这就是事物转化的内在根据，也叫作转化的可能性。如果没有这种可能性，则事物就不可能发生转化。阴阳的转化，古人仅认识到"重阴必阳，重阳必阴"，即所谓"物极必反"。"重"与"极"只是事物发展到最高程度，具有转化的可能性，究竟能否转化，其实还必须具备一定的外部条件。

了解了以上内容，您是不是很想了解中医是如何运用阴阳学说来揭示人体和疾病的奥秘呢？请看下一篇。

阴阳学说在中医学上的奥秘

阴阳学说贯穿在中医学理论体系的各个方面，用来说明人体的组织结构、生理功能、疾病的发生发展规律，并指导着临床诊断和治疗。下面我们来学习一下中医如何用阴阳学说来解释人体及疾病的奥秘。

1. 以阴阳划分人体的组织结构

运用阴阳对立、依存的理论，来说明人体组织结构上的矛盾对立统一关系。如人体上部属阳，下部属阴，体表属阳，体内属阴；五脏属阴，六腑属阳，五脏内部又分阴阳等等。以五脏阴阳为例，心有心阴和心阳，肝有肝阴和肝阳，肾有肾阴和肾阳，各自发挥对脏腑的濡养、温煦、推动作用，并且互相联系和制约。

2. 以阴阳变化阐释人体的生理功能

运用阴阳对立依存、消长平衡的理论，来说明人体物质与功能之间的对立统一关系。人体的生理功能非常复杂，以阴阳概括言之，则物质属阴，功能属阳，所谓"体阴用阳"。

如何理解"体阴用阳"呢？"体阴"，是指组织结构和气血津液等物质基础均属于阴；"用阳"，是指这些组织结构和气血津液的运动及其所发挥的功能均属于阳。在属阴的"体"与属阳的"用"之间，不但是互相对立的，而且是互相依存的。因人体的生理活动是以物质为基础的，没有物质的运动就无以产生生理功能，而生理活动的结果，又不断促进着物质的新陈代谢。所以说，"体阴用阳"的对立统一关系，是人体生理活动的基本规律。同时，人体各种功能活动（阳）的产生，必然要消耗一定的营养物质（阴）；而营养物质（阴）的新陈代谢，又必须要消耗一定的能量。这就是阳长阴消（或阴消阳长）、阴长阳消（或阳消阴长）的运动变化过程。在生理情况下，这种阴阳消长，是处于相对平衡之中的。

3. 以阴阳盛衰揭示人体病理状态

如果阴阳消长关系超出一定的限度，不能保持相对的平衡时，出现了阴阳偏盛或偏衰，则属于病理状态。疾病的发生，就是阴阳对立依存关系被破坏，而出现了阴阳偏盛或偏衰的结果。

（1）阴阳偏胜：是指阴邪致病为实寒证、阳邪致病为实热证，所以说"阳盛则热，阴胜则寒"。阴胜则阳病，阳胜则阴病。在病变过程中，阴邪容易耗伤人体的阳气，阳邪容易耗伤人体的阴液，所以"阴胜则阳病，阳胜则阴病"。如多食生冷或感受寒凉引起腹痛、腹泻、喜暖、肢冷、食欲不振等症，就是因为寒湿之邪致病并损伤了胃肠的功能而出现的一系列阴盛兼阳伤的现象。又如感受热邪引起高热、面红、口渴、喜冷饮、小便色黄、舌红等症，就是因为热邪致病并消耗了津液，而出现的一系列阳盛兼阴伤的现象。运用阴阳消长的理论来分析，前者属于阴长阳消，后者属于阳长阴消。其中"长"是矛盾的主要方面，"消"是矛盾的次要方面。

（2）阴阳偏衰：是属阴或属阳的正气偏衰，人体阴或阳低于正常水平的病变。阳虚不能制约阴，则阴相对偏盛出现寒象，称为虚寒证；阴虚不能制约阳，则阳相对偏亢而出现热象，称为虚热证。所以"阳虚则寒，阴虚则热"。前者属于阳消阴长，后者属于阴消阳长。在此，"消"是矛盾的主要方面，"长"是矛盾的次要方面。例如活动型肺结核或肺炎恢复期，出现低热、颧红、手足心热、干咳少痰、口干、舌红等症，就是因为肺阴被消耗而产生的虚热证。又如慢性肾炎，出现畏寒、面色㿠白、水肿反复发作等症，就是因为肾阳虚弱而产生的虚寒证。

（3）阴阳转化：在疾病的演变过程中，阴阳偏胜、偏衰的病证，还可以在一定的条件下，各自向着相反的方向转化。常见的如寒证、热证的转化，"寒甚则热，热甚则寒"，就是属于阴证转化为阳证、阳证转化为阴证的例子。又如阴虚至一定程度时，因阴精不足而不能化生阳气，就可以同时出现阳虚的现象，称为阴损及阳；阳虚至一定程度时，因阳气不足而不能化生阴精，就可以同时出现阴虚的现象，称为阳损及阴。阴虚阳虚相互影响，最终则导致阴阳两虚。

4. 以阴阳偏胜偏衰指导疾病的诊断

由于阴阳偏胜偏衰是疾病过程中病理变化的基本规律，因而病证虽然千变万化，但其基本性质可以概括为阴证与阳证两大类。如临床上常用的八纲辨证，就是以阴阳为总纲：表证、热证、实证都属阳，里证、寒证、虚证都属阴。所以辨别阴证、阳证，是诊断的基本原则。它可以抓住疾病的本质，做到执简驭繁，在临床上具有重要的意义。

阴阳学说在诊断方面的运用，不仅可以作为八纲辨证的总纲，而且又可用作分析四诊资料之目。

中医诊断，主要应用望、闻、问、切四种诊法来搜集临床资料，而对于具体症状和体征，也常用阴阳来进行分析。如色泽鲜明者属阳，晦暗者属阴；语声高亢洪亮者属阳，语声低微无力者属阴；脉象浮、数、洪、滑等属阳，沉、迟、细、涩等属阴。

此外，在虚证的分类中，除气虚、血虚外，还有阴虚、阳虚两类，结合脏腑辨证，又可分为心阴虚、心阳虚、肾阴虚、肾阳虚等等。

在外科病中的阴证、阳证，又具有其特殊含义。属于阳证类的疾病，如疗、痈、丹毒、脓肿等，多为急性感染性疾病，表现有红、肿、热、痛等症状；属于阴证类疾病，如结核性感染、肿瘤等，多为慢性疾病，表现有苍白、平塌、不热、不痛或隐痛等症状。

5. 调整阴阳平衡，指导疾病的治疗

阴阳学说在治疗方面的运用，主要是根据病理上的阴阳偏胜偏衰及其所表现的寒热虚实证候，来确定治疗原则，即以"寒者热之，热者寒之"，"补其不足，泻其有余"的治则，来调整其阴阳的偏胜或偏衰，使人体恢复阴阳相对的平衡状态，这就是"谨察阴阳所在而调之，以平为期"的治疗目的。

（1）阴阳偏胜的治疗原则是"泻其有余"：即凡阴胜之实寒证，用"寒者热之"的治则；阳胜之实热证，用"热者寒之"的治则。临床时又必须根据病程的长短，注意其有无相应的阴或阳损耗的情况存在。因为阴胜可以导致阳气的损耗（阴长阳消），阳胜可以导致阴津的损耗（阳长阴消）。如果阴或阳偏胜而其相对的一方并没有造成虚损时，即可采用单纯的"泻其有余"的治则，若其相对的一方已有明显的偏衰时，则当兼顾其虚弱的一面，配用"补其不足"（扶阳或益阴）之法。

（2）阴阳偏衰的治疗原则是"补其不足"：凡阴虚不能制阳而致阳亢的虚热证，用"阳病治阴"（"壮水之主，以制阳光"）的治则；阳虚不能制阴而致阴盛的虚寒证，用"阴病治阳"。

下面我们再来解释一下"壮水之主，以制阳光"。这个短句是唐代王冰对于"诸寒之而热者取之阴"的注语。后又简称为"壮水制阳""滋水制火""滋阴涵阳"。就是用滋阴壮水之法，抑制亢阳火盛的意思。假如用寒凉药治疗热证而不见效或反而严重时，那么，这种热证就是阴虚阳亢的性质，属于肾阴虚，应该滋肾阴。例如：肾阴不足，虚火上炎，症见头晕目眩、腰酸足软、咽燥口干、骨蒸酸痛等，可用六味地黄丸（熟地黄、山萸肉、山药、泽泻、茯苓、丹皮）治疗。

第3天
阴阳的首席地位

前面我们学习了中医学以阴阳划分人体的组织结构、以阴阳的变化揭示人体的生理功能和病理变化，并用于疾病的诊断和治疗，那么，中医学上还有没有其他认识疾病的方法？当然有。但阴阳辨证的首席地位毋庸置疑，下面我们继续来学习阴与阳。

阴阳学说是中医理论的核心，是中医理论的根本。我国古代医学家，在长期医疗实践的基础上，将阴阳学说广泛地运用于医学领域，用以说明人类生命起源、生理现象、病理变化，指导着临床的诊断和防治，成为中医理论的重要组成部分，对中医学理论体系的形成和发展，都有着极为深刻的影响。可以说，没有阴阳学说就没有我们现在的中医学。

《素问·阴阳应象大论》中这样说："阴阳者，天地之道也，万物之纲纪，变化之父母，生杀之本始，神明之府也，治病必求于本。"什么是"本"？这个"本"就是阴阳。所谓天地之道，就是探讨宇宙万物生生变化的自然规律，应用到我们人体就是阴阳两纲，并在此基础上引申出的表里、虚实、寒热六要（有说是八纲辨证）。

我们研究中医学时，离不开天地，而阴阳是天地之道，是万物的纲纪，那么，大家可以掂量一下这个分量，有什么东西还能离得开这个阴阳？阴阳是变化的根本，一切事物的变化都离不开阴阳。

阴阳作为万物的纲纪，同时中医学也将阴阳作为认识疾病的总纲。中医对人体的结构、功能、人体的病理变化，都是用阴阳理论进行解释的。而且中医诊断中的八纲辨证最后还是要归到阴阳这个根本上来。"六要"可分属于阴阳，故八纲应以阴阳为总纲，如阳证可概括表证、热证、实证，多见于正邪两旺，抗病力强或疾病初期；阴证可概括里证、寒证、虚证，多见于正邪两衰，抗病力低或疾病的后期。

中医诊病治病之根本，全在阴阳辨证，而后是虚实、表里、寒热。明代名医张景岳说："凡诊病施治，必须先审阴阳，乃为医道之纲领，阴阳无谬，治焉有差。医道虽繁，而可一言蔽之者，曰阴阳而已。"所以中医在临床诊病中之首务，在于辨明是阴证还是阳证，如果失去这个前提，后面的事情也许全是错误。一个中医大夫水平的高低，也就是鉴别病因和病机是属阴还是属阳的能力的高低。

中医几千年前的法则为什么还可以治今天的病？它的真正精髓就在于辨证论治，辨证的根本就是辨阴阳。

（1）辨阴阳症状：如说话声音比正常洪亮者属阳，声音低微者则属阴；面部色泽比正常人偏鲜明者通常属阳，面色晦暗者则属阴；如果脉搏跳动比平时速度更快、位置更表浅、力量更大的属阳，相反脉搏跳动更慢、更深、力量更小的则属阴等等。

（2）辨疾病性质：中医通过分析症状的阴阳属性，就可以逐步辨清疾病的部位、性质、程度以及病理变化趋势等，从而进一步区分整个疾病的阴阳属性。如疾病的位置在人体的浅表，疾病是由于人体阴阳物质或功能比正常偏多引起的（中医称为实证），病人体温升高或自己感到身体发热（称为热证）之类的疾病属阳；而相反，病位更深、虚证、寒证则属阴。

（3）治病在于调阴阳：既然疾病是由于阴阳失去平衡引起的，那么治疗疾病也围绕调整阴阳来进行，目标是恢复阴阳的平衡协调。因此，如果是寒病（阴），就用可以温热的药（阳）来平衡；反之，热病用寒药来治；如果是阴阳某方面绝对过剩，就用有祛除作用的药，把多出来的部分"泻"掉；如果是阴阳某方面相对不足，就用有补益作用的药来补足……这些都是中医"热者寒之""寒者热之""实者泻之""虚者补之"等治疗原则，这些原则也是根据阴阳关系而确定的。就是治疗疾病所用的药物，也要分阴阳属性，如寒凉性药物属阴，温热性药物属阳等等。

阴阳学说贯穿了中医学理论的各个方面，是中医学最基本的概念和思维方式。阴阳的概念在现代人眼中也许显得有点玄妙神秘，似乎很难理解，但是，只要了解了中国古代哲学的独特思考方式和思考角度，理解阴阳概念其实并不难。

第4天
巧辨阴证、阳证

中医治病首先应先辨阴证和阳证，那么，什么是阴证，什么是阳证？中医看病通过望闻问切来诊查疾病，从下面表格就可以看出阴证和阳证的区别。

1. 阴证

阴证是体内阳虚衰、阴偏盛的证候。一般而言阴证必见寒象，以身畏寒、不发热、肢冷、精神萎靡、脉沉无力或迟等为主症。由脏腑器官功能低下，机体反应衰减而形成，多见于年老体弱、久病，呈现一派虚寒的表现。

2. 阳证

阳证是体内阳气亢盛，正气未衰的证候。一般而言阳证必见热象，以身发热、恶热、肢暖、烦躁口渴、脉数有力等为主症。由脏腑器官功能亢进而形成，多见于体壮者、新病、初病，呈现一派实热的表现。

3. 阴证与阳证鉴别

表1 阴证与阳证鉴别

证候四诊	阴证	阳证
望	面色苍白或暗淡，身重蜷卧，倦怠无力，萎靡不振，舌质淡而胖嫩，舌苔白而润滑	面色潮红或通红，狂躁不安，口唇燥裂，舌质红绛，舌苔厚，甚则燥裂，或黑而生芒刺
闻	语声低微，静而少言，呼吸怯弱，气短	语声壮厉，烦而多言，甚则狂言，呼吸气粗，喘促痰鸣
问	饮食减少，喜温热，口不渴，口淡无味，大便溏薄，小便清长或少	口干口苦，喜凉饮，烦渴引饮，大便燥结，小便短赤
切	疼痛喜按，身寒足冷，脉沉、细、涩、迟、弱、无力	疼痛拒按，身热足暖，脉浮、洪、滑、数、实而有力

4. 亡阴与亡阳

亡阴与亡阳，是疾病过程中两种危险证候，多在高热、大汗不止、剧烈吐泻、失血过多有阴液或阳气迅速亡失情况下出现，常见于休克病人。亡阴亡阳虽属虚证范围，但因病情特殊且病势危笃，而又区别于一般虚证。

亡阴与亡阳的临床表现，除原发疾病的各种危重症状外，均有不同程度的汗出。但亡阴之汗，汗出热而黏，兼见肌肤热、手足温、口渴喜饮、脉细数疾而按之无力等阴竭而阳极的证候；亡阳之汗，大汗淋漓，汗凉不黏、兼见畏寒倦卧、四肢厥冷、精神萎靡、脉微欲绝等阳脱而阴盛的证候。由于阴阳是互根的，阴液耗竭则阳气无所依附而散越，阳气衰竭则阴液无以化生而枯竭，所以亡阴与亡阳的临床表现，难于截然割裂，可迅速转化，相继出现，只是有先后主次的不同而已。

亡阴与亡阳的治疗都以扶正固脱为主。亡阴者，应益气敛阴、救阴生津、大补元气以生阴液而免致亡阳，常用方有生脉散；亡阳者，应益气固脱、回阳救逆，常用方有独参汤、参附汤等。

表 2　亡阴与亡阳的鉴别

	亡阴	亡阳
汗	汗热、味咸而黏	汗冷、味淡不黏
四肢	尚温畏热	厥冷畏寒
舌	红绛而干	淡白滑润
脉	细数疾而按之无力或虚大	微细欲绝或浮而空
其他症状	面色潮红、全身灼热、烦躁、昏迷、气促、渴喜冷饮	面色淡，全身发凉、淡漠、昏迷、气微、口不渴或喜热饮
治则	益气敛阴　救阴生津	益气固脱　回阳救逆

第 **5** 天
手足心热与阴虚证

刘女士，46 岁，近两三个月以来，双手心双脚心发热，越来越严重，晚上更厉害，睡觉的时候就不自觉地把双手双脚伸出来才会舒服一些，而且热得很烦躁，总想发火，面部也泛着"美丽"的红晕，舌尖嫩红无舌苔，但是查了血，各项指标也很正常。日常生活中，很多人同样存在刘女士一样的困扰，这种表现就是属于中医学范畴中的"阴虚证"。下面我们就来学习阴虚证。

1. 阴虚证临床表现

症见形体消瘦，午后潮热，五心烦热，或骨蒸痨热，颧红盗汗，大便干燥，尿少色黄，舌红绛少苔或无苔，脉细数。

（1）心阴虚：症见心悸怔忡，失眠多梦，为心血虚与心阴虚的共有症。若兼见眩晕，健忘，面色淡白无华，或萎黄，口唇色淡，舌色淡白，脉象细弱等症，为心血虚。若见五心烦热，潮热，盗汗，两颧发红，舌红少津，脉细数，为心阴虚。

（2）脾阴虚证：是脾脏阴液不足，濡养失职，运化无力所表现的证候。多因外感温热病后，阴液耗伤，或素体阴虚，或情志不遂，肝郁化火，灼伤阴津，或过食辛辣之品，或误服辛温之剂所致。

临床表现为纳少，口淡乏味，食后脘腹作胀，消瘦倦乏，涎少唇干，五心烦热，大便干结，尿短赤，舌红干苔少或光剥，脉细数或细涩。若以肠燥便秘、脉细涩为主要表现者，称为脾约证。

【医案】徐某某，女，50 岁，农民。1980 年 12 月 15 日初诊。体虚卧床 1 月，有胆囊炎、肺结核及贫血病史。3 个月前，胆囊炎复发。经治好转出院。但遗倦怠乏力，形体消瘦，头晕目眩，腹胀纳呆，日食仅 50～100g，伴口干不欲饮，自觉腹胀，偶有胁肋隐痛，手足烦热，面色无华。舌淡苔薄，脉濡微数。先后服补中益气汤、益胃汤、补肝汤、六味地黄汤。症状此伏彼起。诊断为脾阴不足，治予益脾养阴。（摘自《陕西中医》）

（3）肝阴虚证：症见头晕眼花，两目干涩，视力减退，或胁肋隐隐灼痛，面部烘热或两颧潮红，或手足蠕动，口咽干燥，五心烦热，潮热盗汗，舌红少苔乏津，脉弦细数。

【医案】患女，34岁。发作性泄泻5年，有癔症发作史，稍触动则四肢拘急麻木，泄泻有加重之势，每食后半小时即腹泻3次，舌红苔薄黄，脉弦细。证属肝虚动风，脾失健运。拟养肝熄风，健脾止泻。甘草40g，淮小麦、白芍各30g，大枣20枚，生龙骨、牡蛎各20g，僵蚕6g，桂枝2g。6剂后便次渐减，食纳增，继加滑石20g，枳壳10g。26剂后，诸症消失。此例为肝阴不足，肝气横逆乘脾，致发泄泻，当抑肝扶脾为治，又泄泻起于精神因素（有癔病史），故以甘麦大枣汤加味，以芍、龙、牡抑肝，草、麦、枣补脾宁心也。（摘自《吉林中医药》1985年）

（4）肺阴虚：是津液消耗，肺失濡养而出现的阴津不足，宣降失职，虚热内生等临床表现的概称。多因久病亏耗，劳伤过度所致。主要临床表现为：干咳，痰少而黏或痰中带血，咽干，声音嘶哑，形体消瘦，午后潮热，五心烦热，盗汗，颧红，舌红少津，脉细数。肺阴虚证常见于久病体弱者，以阴虚火旺，形体消瘦，颧红，午后潮热，盗汗，五心烦热等症为常见。每于秋燥季节有所加重，多久病不愈，对人体损伤较甚。

【医案】唐某，女，45岁，1983年10月16日就诊。患者于1月前因发热、咳嗽、胸痛在某医院住院治疗，诊为"大叶性肺炎"，经西医治疗后，体温正常，胸痛控制。但干咳少痰，咽喉肿痛，饮食难下，声音嘶哑难出，形体渐瘦，10余天常以静脉补液支持，神疲气短，舌质红少苔，脉细数。证属燥热伤津，咽喉不利。治宜滋阴润燥，清利咽喉。（摘自《湖南中医杂志》1989年）

（5）肾阴虚：主要表现为五心烦热，头晕耳鸣，腰膝酸软，骨蒸潮热，两颧潮红，口干舌燥，盗汗遗精，舌红少苔等阴虚内热的症状，这个时候最适合服用我们所熟悉的六味地黄丸。肾阴虚则火就容易旺，即阴虚火旺，如果这时还使用那些温热的壮阳药物，等于是"火上浇油"，病人热性就更大了。反过来说，假如病人肾阳虚、怕冷，你再用一些滋阴药，等于是"雪上加霜"，病人同样也受不了。

【医案】李某某，男，49岁。患失眠已2年，西医按"神经衰弱"治疗，曾服多种镇静安眠药物，收效不显。自诉：入夜则心烦神乱，辗转反侧，不能成寐。烦甚时必须立即跑到空旷无人之地大声喊叫，方觉舒畅。询问其病由，素喜深夜工作，疲劳至极时，为提神醒脑起见，常饮浓厚咖啡，习惯成自然，致入夜则精神兴奋不能成寐，昼则头目昏沉，萎靡不振。视其舌光红无苔，舌尖如草莓之状红艳，格外醒目，切其脉弦细而数。脉证合参，此乃水亏火旺，心肾不交所致。(摘自《伤寒名医验案精选》)

而我们前边所提到的那位刘女士手足心热多由阴虚内热所致，《素问·调经论》中指出"阴虚则内热。"可见手足心热是阴虚生内热的主要症状之一，属"内伤发热"的范畴。现在临床上所谓的阴虚发热，是指心、肺、胃、肝、肾等阴液不足，阴不敛阳而相对阳盛，虚火内生，这种阴虚发热是内热，也是里热。正如隋代巢元方所著《诸病源候论·虚劳热候》指出的："虚劳而热者，是阴气不足阳气有余，故内外生于热，非邪气从外来乘也。"又说："荣卫不调，阴阳否隔，若阳气虚阴气盛则生寒冷之病，今阴气虚阳气实故身体五脏皆生热"，即阴虚内热证。

2. 阴虚证预防保健原则

(1) 精神调养：此体质之人性情较急躁，常常心烦易怒，这是阴虚火旺，火扰神明之故，故应遵循《黄帝内经》中"恬淡虚无""精神内守"之养神大法。平素在工作中，对非原则性问题，少与人争，以减少激怒，要少参加争胜负的文娱活动。适当到乡村静养，远离城市喧嚣。

(2) 环境调摄：此种人形多瘦小，而瘦人多火，常手足心热，口咽干燥，畏热喜凉，冬寒易过，夏热难受，故在炎热的夏季应注意避暑。

(3) 饮食调养：应保阴潜阳，宜清淡，远肥腻厚味、燥烈之品，可多吃些芝麻、糯米、蜂蜜、乳品、甘蔗、鱼类等清淡食物，对于葱、姜、蒜、韭、薤、椒等辛味之品则应少吃。

此外，出现手足心热、心烦、口干、失眠、盗汗等阴虚之症，可选用有滋阴清热、养心安神的食品，如粮食中的小米、大麦、小麦、玉米、赤小豆；蔬菜中的大白菜、冬瓜、黄瓜、紫菜、豆腐；水果中的鸭梨、西瓜、百合、莲子、大枣；肉类中的白鸭肉、鹅肉、鲫鱼、甲鱼、蛤蜊等。

第6天
手足发凉与阳虚证

孙女士一直被一个问题所困扰，那就是手脚发凉、怕冷、麻木等，即使炎热夏天亦无明显缓解，冬季更加痛苦，特别是双脚，就像脚下踩着冰块似的，早早添衣加被也无济于事，去医院做了各种检查也无果，那么这到底是怎么回事呢？这就是我们提到的阳虚证的典型表现。下面我们就详细学习阳虚证。

1. 阳虚证临床表现

阳虚证指机体阳气亏损，温煦功能减退所表现的证候。临床表现为面色㿠白，少气懒言，畏寒肢冷，精神萎靡，口淡不渴，或喜热饮，小便清长，大便溏泄，或浮肿，小便不利，舌淡胖苔白滑，脉沉弱。简单地说，凡是生活起居、活动、言语、面色，一切无神的、衰退的、弱的、差的、虚的、下的、缓的、暗的、低的等等，都是阳虚。

下面列出一些常见的阳虚的症状，大家对照着自己体会。

（1）精神差，或者打不起精神，平时说话声音低弱；什么事都不想做，总想闲着、休息着；喜欢躺着，懒得说话，四肢困乏无力；总想睡觉，一天睡觉超过10个小时；不耐劳烦，稍有劳累就容易汗出，甚至平时经常大汗淋漓。

（2）皮肤颜色暗、紫、萎黄、苍白，或者皮肤感觉麻木、钝、凉感。唇色青淡或青黑或紫暗，或环唇苍白色。

（3）痰色清稀，或呕吐清冷痰涎、清水，或清涕自流。小便清长，大便通利。妇女白带多，且清淡而冷，不臭不黏。常年慢性腹泻。或吃生冷瓜果即泻，或略食不干净或油腻食物即泻，或坐卧湿地、凉地即泻，甚至于坐椅子时没有椅垫也会腹泻。晚上要起床小便，甚至于不止1次。小便无力，滴滴答答，淋漓不尽。

（4）面色淡白或苍白，舌淡胖而润滑多水，或有齿印，苔色淡，或白。面上汗出如油状，非常黏腻。

（5）脉微或浮大而空，或沉软，或沉紧，或沉细无力。

（6）手指比手掌颜色暗黑，手指大鱼际或者小鱼际颜色较手掌青暗，或者小鱼际松软无力。手掌中央暗淡无华。平时两脚冰凉，甚至还有两手冰凉。

（7）天气一冷就感冒，一有流感就感冒，甚至妇女每月都随月经而感冒1次。

（8）总觉背后怕冷，腰酸背痛，腰背强直，弯曲困难。牙齿容易软，或者无力。脘腹冷痛，且持久难愈。肢体冰冷，冬天尤甚。

如此等等，所有这些，基本上都属于本在阳虚。凡见上症，取类比象，自能旁通之，都需要扶阳才能治其本。

2. 阳虚证原因

阳虚证的形成，不仅仅是天生的体质禀赋，更多的与饮食生冷、劳倦内伤、房事不节、滥用西药、过用寒凉中药等有关。其中特别是不少医生不识阴阳，不分体质，肆意滥用、误用、多用、久用寒凉滋腻，导致社会上出现过半数的阳气虚衰之人。更有一些错误的观念，如年轻人贪吃冷饮、夏天使用空调过度等更伤其虚衰之阳。疾病本当阴阳病证各半，但经过以上种种折腾，导致了阳虚类的病症较多的状况。

手足发凉是阳虚证的典型表现之一，在阳虚证范围中，它主要由以下两个方面造成。

（1）肾阳虚衰：肾阳称"命门之火""真火"或"真阳"，具有温煦、运动、兴奋和化气的功能，肾阳到五脏，则发五脏之阳气，促进脏腑的温煦、推动功能，为人体阳气之根本，可以说是人体热能的源泉。明代张介宾在《大宝轮》中特别强调说："天之大宝，只此一丸红日；人之大宝，只此一息真阳"。如果肾阳不足，人体得不到阳气的温煦，常伴有畏寒肢冷、腰酸、精神萎靡、下利清谷、夜尿多、脉沉微、舌淡胖等。由于手足处于人体的末端，是阳气不易到达之处，所以阳气不足更容易出现手足发冷发凉。治宜补肾助阳、温中散寒。可选用金匮肾气丸、右归丸、附子理中汤之类。

（2）脾胃虚寒：脾胃虚寒是由脾阳虚衰、失于温运、阴寒内盛而致。本证多因脾气虚衰进一步发展而成，也可因饮食失调，过食生冷，或因寒凉药物太过，损伤脾阳，或肾阳不足，命门火衰，火不生土而成。长期脾胃虚寒，运化不足，阳气不易滋生，难以输布四肢末端，可引起手足不温。同时可兼有纳少腹胀或腹泻，腹痛喜温喜按，肢体浮肿，水湿下注，女子白带清稀量多，舌质淡胖，苔白滑，脉沉迟无力等。治宜温中健脾。可选用理中汤、补中益气汤等加减。

3. 阳虚证治法

阳虚证当"益火之源，以消阴翳"，也就是扶阳抑阴。其方法颇多，或甘温扶阳，或破阴返阳，或温阳通络，或降火潜阳，或阴中求阳，或小火养阳等等，"医圣"张仲景有四逆、白通、理中、当归四逆、桂附诸方，自然顺理成章地成为临床上的习用之方了。

为了让大家更具体形象地学习阳虚证，特为大家列举了一些医案，以供大家学习。

【医案1】脾肾阳虚案：赵某某，44岁，1983年11月7日初诊。患者一年来月经量多，经潮10~12天/15~20天，末次月经10月14日。此次月经10月30日来潮，量甚多，昨夜下血200ml余，色淡红，质稀，有小血块，面㿠白，头眩心悸，手足冷，少腹坠痛，自觉寒凉，喜暖喜按，舌质淡苔薄白，脉沉细无力。查血色素7g。证属脾肾阳虚，气不摄血。治以温补脾肾，养血止血。（摘自《中医病证·阳虚证》）

【医案2】肾阳虚案：齐某，男，49岁，1988年10月26日就诊。3个月前，因天气炎热而服生冷致泄泻、腹痛，曾用中药治疗后痊愈。后又食生冷，再度出现泄泻。经用中西药治疗，无明显疗效，病程迁延至今。症见泻下青水，每日4~6次，脐周疼痛，喜温喜按，畏冷，气短，口干，唇舌色淡，苔薄白，六脉沉弱。证属肾阳虚弱兼气液不足。治宜温补肾中元阳，兼养气液。（摘自《伤寒名医验案精选》）

【医案3】脾阳虚案：戴某某。端午节伤于饮食，晚间又受风寒，翌日发热恶寒，腹痛泄泻。服发表消导药，表解而泻未止，以为虚也，复进温补药，泻得止，而腹胀且痛，又服泻药，遂泻不止，今来就诊。腹鸣，日泻5~6次，不胀不痛，口淡乏味，舌苔薄白、不干，脉弱无力。归纳分析病情，乃胃寒而脾未大虚，不宜参术之补，亦非肠热胃寒，不合三泻心汤寒热错杂之药。然对此胃寒脾弱之证，在理中汤的原则下舍参术而用姜草，则成甘草干姜汤，具有温胃阳补脾虚之效。（摘自《伤寒名医验案精选》）

第 7 天
阴阳格拒，险象环生

对于阴阳格拒，给大家分享一个著名的医案，通过医案，让大家学习一下阴阳格拒这个抽象的概念。

李东垣的老师冯叔献先生有个侄子，才 16 岁，得了伤寒病（我们这里所说的"伤寒"同西医讲的"伤寒"不是一个病，古代把外感病统称"伤寒"，后世从里面又分出了温病），眼睛通红，烦躁，口渴，这些都似乎是明显有热的表现，一个医生来看了觉得这是热证，用承气汤吧，就是要用泻法，药买来后已经煮好了，就差喝了，这个时候李东垣恰好从外面来，这位冯老师说："刚才人家医生说要用承气汤。"

李东垣说："是吗？我也切一下脉吧。"可谁知道这脉一切还真切出问题来了，李东垣自己都吓了一跳："多亏切了脉，要不然这个医生差点要把这个孩子害死了啊！"大家也都晕了，忙问："为什么啊？"李东垣说："这个医生的确是知道脉搏跳得快得是热证，跳得慢是寒证，现在这个脉呼吸之间有七八至，应该是热极了，但是殊不知《黄帝内经》里就说过脉和病有相反的时候啊，而且孩子紧盖被子，四肢很凉，这个病证就是阴盛格阳于外（就是体内阴气太盛，虚弱的阳气反而被挤得没了地方，跑到外面来了，这种情况往往能够迷惑医家，看到外表的热象就以为是热证，而病情的真相却是大寒证），速持姜附来"。服 2 剂而愈。

通过这个医案，大家也许对阴阳格拒有了比较具体的认识，那么下面我们将具体对比一下阴盛格阳和阳盛格阴。

阴盛格阳	阳盛格阴
阴寒过盛，阳气被格拒于外，出现内真寒外假热 身反不恶寒（但欲盖衣被）、面颊泛红等假热之象。身反不恶寒、面颊泛红，似为热盛之症，但与四肢厥逆、下利清谷、脉微欲绝并见	阳盛已极，格拒阴气于外，出现内真热外假寒 有阳热极盛之心胸烦热、胸腹扪之灼热、口干舌燥、舌红等症状，又有阳极似阴的四肢厥冷或微畏寒等，热势愈深，四肢厥冷愈甚

气血辨证

第1天
今天你亚健康了吗?

什么是亚健康,亚健康给我们提示什么? 先举一个例子。

谭先生,今年48岁。前一段时间他自己也不知怎么回事,老是感觉身体不舒服,做事情精力不能集中、记忆力下降,老是出错,不是忘记了这个,就是忘记了那个,而且很容易疲劳、睡觉多梦。总是感觉心慌、食欲不振、腹胀、四肢乏力、腰酸背痛等等。经常往医院里跑,可是医生从头到脚给他做了检查,没有一个明确的结果给他,花了很多钱,也花了很多时间,办法也用了很多,就是没有多大效果。看到这里,是不是大家觉得自己也有过类似的感觉呢? 这就是亚健康。亚健康是介于健康和疾病之间的中间状态,也是中医学"未病"的一种特殊形式。中医学认为"劳则气耗",元气亏耗,正气不足,无力鼓动气血运行,脏腑功能气机容易失调,而现代人工作紧张、心理失衡、运动减少、经常熬夜,造成元气亏耗,因而会出现疾病的先兆,这就是人们通常所说的"亚健康"。中医干预亚健康,一方面通过养神健体,使机体恢复健康状态;另一方面,可以对亚健康进行早期干预,阻止其向疾病转变。

亚健康的表现繁多,且与体质偏颇有关。其中气虚体质与亚健康关系最为密切。气虚的人常表现为疲乏无力、腰膝酸软、懒言少语、胸闷气短、头晕目眩、失眠健忘、食欲不振等。中医学认为,元气不足,机体运转失去动力,则防御功能下降。气虚体质的人在生活中稍有不适便会向亚健康发展。下面就为大家详细介绍一下气虚体质的人常见的气虚证。

气虚证指元气不足。气的推动、固摄、防御、气化等功能减退,或脏器组织的功能减退,以气短、乏力、神疲、脉虚等为主要表现的虚弱证候。临床表现为神疲乏力,气短息弱,声低懒言,或面白少华,头晕,自汗,易感冒,活动后诸症加重,舌淡嫩,脉虚弱。

对于平常的气虚,可选用适宜的补气药或补气食品制作药膳,一般都有较好的效果。常见的补气药物有人参、党参、太子参、黄芪、山药、刺五加、白术、莲子、白扁豆、大枣、甘草等;常见的补气食品有板栗、牛肉、鸡肉、乳鸽肉、鹌鹑、鲫鱼、黄鳝、泥鳅、海参、熊掌、腐竹、猴头菌、蘑菇及猪、牛、羊肚等。使用人参时，应坚持无气虚不用，有气虚少用，有热证、燥证禁用，气虚消除停用等原则。若素常多燥火，应选用生晒参或白糖参；若素常阴虚火旺，宜改用西洋参。党参虽然功力不如人参，但无人参之温燥之弊，药性平和，价格较低，可供选用。但本品性腻，不适于脾胃呆滞、食欲不振之病人。

气虚体弱容易反复感冒者，采用补益肺气、益气健脾的中药可以提高免疫力。建议喝具有补气作用的党参（党参20g，水煎服，每日2次），或玉屏风散（黄芪10g，白术10g，防风5g。共碾为细末，早、晚各1次，1天服完）。实践证明，这类具有益气固表作用的中药，对于气虚体质的人，确实有很好地预防感冒作用。

对于气虚较重、畏寒怕冷的人，还建议食用当归羊肉汤、姜蒜炒羊肉等具有温补脾肾、温胃散寒作用的食物，该食疗对于兼有性欲减退者还有辅助治疗作用。气虚的人需要经常运动，如晨起做深呼吸，通过运动增加肺活量等。通过这些综合调理，可以达到提高免疫力的作用。

为了让大家更具体形象地学习气虚证，特为大家列举了一些医案，以供大家学习：

【医案1】气虚下陷案：曲某，男，21岁，农民，1975年10月19日初诊。1年多来胸部隐痛闷热感，气短懒言，心悸，肩背酸痛如负重物，全身乏力，气短不足以息，有时昏愦，过劳则诸症明显加重。经某医院胸透、心电图检查皆无异常。脉象弦迟无力，舌润。辨证为大气下陷，宜益气升陷法治之。处方：黄芪35g，升麻7.5g，柴胡15g，桔梗15g，知母15g，甘草7.5g，党参30g，花粉15g，五味10g，陈皮10g，水煎服。（摘自《中医虚证·气虚证》）

【医案2】气虚发热案：刘某，女，42岁，干部，1977年1月13日初诊，低热不退2年。2年前感冒发热，高热退后体温一直未复正常，经常波动在37.5℃~37.8℃之间，过劳则增重，休息稍好。经哈市各医院检查未能确诊，又去京沪各大医院检查亦未确诊，曾用抗生素及中药滋阴清热之剂治疗皆无效。来诊时体温37.6℃，自觉倦怠乏力，午后发热；伴短气懒言，口苦纳减，右季肋及后背疼痛；舌淡红苔薄，脉浮濡。此属内伤脾胃，阳气下陷，阴火上乘之证。宜甘温除热法，以升阳益胃汤治之。处方：黄芪20g，白术10g，党参20g，黄连7.5g，半夏10g，陈皮15g，茯苓15g，泽泻12g，防风7.5g，二活（各）7.5g，柴胡10g，白芍15g，生姜7.5g，红枣3枚，水煎服。（摘自《中医虚证·气虚证》）

第2天
小敏的痛苦——胃下垂

小敏有着很多女性羡慕的苗条身材，可小敏却有自己的难言之隐。"如果能让我好好吃一顿，我愿意多吃一点。"让小敏痛苦的是，有美食放在面前，她也不能多吃。"吃一点就觉得饱了，再吃就会出现胃胀、胃痛等胃部不适的症状。"小敏到医院看病，医生建议她做一个钡餐透视，检查结果出来，显示"胃下垂"3个字，小敏为什么会得胃下垂呢？胃下垂属于内脏下垂的一种，而内脏下垂多为气陷证的典型表现。下面我们将详细介绍气陷证。

气陷证指气虚无力升举，清阳之气下陷，以自觉气坠，或脏器下垂为主要表现的虚弱证候。

气陷证的临床表现以脘腹胀满重坠、久泄、脱肛、阴挺（即子宫脱垂），甚则大便随矢气溢出，诸症劳累后加重，舌淡苔白，脉细弱等为主，兼见气短乏力、神疲懒言等气虚表现。元气亏虚，脾气不升，中气下陷，故脘腹胀满重坠，尤以食后为甚；中气下陷，大肠传导失司，固涩无权，遂症见大便稀溏，久泄不止，甚则大便随矢气溢出，脱肛；元气不足，胞脉受损，宗筋弛缓，则阴挺；元气不足，劳累耗气，故诸证活动后加重。

气陷证以内脏下垂为审证关键。本证多由气虚证进一步发展而来，故见头晕眼花，少气倦怠；脾气不升，清阳下陷，则久泄久痢，常见于西医的胃下垂、慢性肠炎等疾病；机体脏腑位置的稳定及功能正常与否，与人体元气的盛衰有关。如素体禀赋不足，或年老元气亏虚，或饮食不节，思虑伤脾，或劳累过度，或妇女胎产过多，则会导致脏器下垂。正气不足，升举无力，则导致内脏下垂，临床常见脱肛、子宫脱垂、阴挺等症，舌淡苔白，脉弱皆为气虚之象。

往往内脏下垂偏爱身体偏瘦的人群，尤其是身材偏瘦小的女性，就像我们开头提到的小敏一样。往往这类人群素体禀赋不足，外加生活习惯的不良，比如饮食过少、减肥方式不当，就会正气不足，升举无力，导致内脏下垂。

气陷证的治疗宜补益元气、升举提陷，常用补中益气汤类加减。生活中必须少食多餐。这样既可充分消化，又可持续不断地供助米谷之气，鼓舞中气上行，以升陷举托。饮食必须高热量、营养丰富，且易消化。可选用羊肉、鸡肉、红枣、甘薯等。

第3天
忧郁的林妹妹

红楼梦中林黛玉给人留下了深刻印象，可是却很少有人知道这个"娴静如娇花照水，行动如弱柳扶风"的病美人其实是个严重的抑郁症患者。《内经》上说："百病生于气矣。"林黛玉的病证也是出于这个"气"上。曹大师不仅是文学大家，也可称是位心理学家，他把林妹妹的病症描述得纤毫毕现。林黛玉长年心情压抑，动辄掉泪，睡眠不好，多愁善感，这便是典型的忧郁状态。她好忧愁，善伤感，对事物阴暗的一面、消极的一面、悲观的一面十分敏感。林黛玉这种性格和所处的环境使体内气机不畅，肝气不疏，表现在精神抑郁、胸闷善太息、失眠等。她的这种忧郁证，久之就造成了气滞证。那么什么是气滞证？下面我们将详细介绍一下气滞证。

气滞证是指人体某一内脏，或某一部位气机阻滞、运行不畅所表现的证候。常因情志不遂，七情郁结，或病邪阻滞气机所引起。胸胁脘腹等处胀闷、疼痛，症状时轻时重，部位常不固定，可为窜痛、攻痛，嗳气或矢气之后胀痛减轻，舌淡红，脉弦。

主症	次症	症状
局部胀闷痠痛，时轻时重，部位多不固定，常见攻痛或窜痛，痠胀可随嗳气或矢气而减轻	肝胆气滞	精神抑郁，少腹两胁胀闷窜痛，胸闷善太息，梅核气
	气滞生痰	头胀痛，眩晕，面部时感发热
	肝胃气滞	胃脘、腹部胀痛，常连两胁，或呈游走性疼痛，嗳气频繁，吐酸嘈杂
	肠胃气滞	腹部胀痛，大便不爽，欲便不得
	肝滞脾虚	肠鸣腹泻，泻后痛减，随后又作，恼怒加甚
	气滞胸中	胸中攻冲作痛，游走不定，呼吸牵引作痛，俯仰转侧不利，或心前区憋闷、绞痛，重则牵引肩臂两侧，气窒呼吸不畅
	气滞腰腑	腰部胀满疼痛，连及腹胁，似有气走注，忽聚忽散，不能久立远行
	气滞体表经络	遍身疼痛，游走不定
	妇女肝郁	乳房作胀疼痛，痛经，月经不调，甚至闭经，经行涩滞不畅
	寒而滞	痛而剧烈，喜暖喜按，得热则减
	热滞者	局部胀痛，口渴喜冷饮，尿黄便结

在现代社会中，由于社会的各种压力和复杂的人际关系，很多人也会像林妹妹一样，或轻或重地患上各种情绪和心理疾病，比如忧郁症、焦虑症等等。这些情绪和心理疾病的根源，就是情志不遂、七情郁结造成的，在临床中尤其偏重于女性。但是西医学对于这类疾病的诊疗效果是很不理想的，对于这类患者，中医按照气滞证辨证论治，往往是很有效果的。在临床中，也会经常碰到类似的患者。有一个阿姨，今年 50 多岁了，有一个很优秀的女儿，工作也很理想，但是因为一场突如其来的车祸，早早离开了人世，阿姨每每来看病，都会情绪低沉，自述自己经常会思虑女儿，而且胸闷、少腹和两胁也会感到不适。这位阿姨就是情志不遂，七情郁结造成的气滞证。

因此气滞证辨证要辨清引起气滞的原因以及气滞发生的确切部位。此外，对"气滞证"的辨证要抓住什么是其主症、什么是其次证。然后还要结合"气滞"发生的具体病位，以及引起气滞的具体病因，如此辨证才有实际临床意义。

第4天
往上走的气–气逆证

下面我们通过一则例子来学习阴虚证。

刘妈妈今年 65 岁，原本身体健康。1 个月前跟邻居发生了口角争执，突然发生晕厥，进医院测血压 180/100mmHg。刘妈妈及家人很疑惑，平常身体好好的，怎么会有晕厥和高血压呢？中医学认为人暴怒之后，气机升降失常，逆而向上，则造成晕厥和高血压。她的这种表现就属于"气逆证"的范畴。下面我们将详细介绍气逆证。

气逆证，是指气机升降失常，逆而向上，以咳嗽喘促、呃逆、呕吐等为主要表现的证候。多因情志不遂、感受外邪、痰饮瘀血内停、寒热刺激等引起。本证在临床，以肝、胃、肺气机上逆为多见。肝气之上逆，多与情志因素有关。

1. 眩晕与肝气逆

肝主升发，其性易动，升发太过，则肝气上逆，血随气涌，轻则头痛眩晕，重则可见昏厥。所以《素问·生气通天论》说："大怒则形气绝，而血菀于上，使人薄厥。"

厥证原因较多，在肝气上逆证中，以气厥、血厥为多见。肝为刚脏，内寄相火，气逆易从火化，灼伤络脉，热迫血行，故肝经气火上逆，常致呕血。"大怒伤肝，木气奋激，血液妄行"。（引自《中医历代医论选·诸痛辨证施治》）就是指肝气上逆而致出血的证候。肝气上逆的发病，大多与烦恼、暴怒有关，故其来势一般较为急速，特别是昏厥、呕血，往往突然发生，所以，对于精神因素的作用，不可忽视。

本证情绪多急躁易怒，也有出现夜寐差者，脉象多弦或弦数，舌红或绛，苔白或黄，皆为经常伴见的现象。常用药物有白芍、当归、龟板、玄参、川芎等，代表方如逍遥散加川芎、天麻钩藤饮、镇肝熄风汤。

2. 呕吐与胃气逆

脾胃共居中焦，脾升胃降，气机条畅。胃主下降为顺，病则气机上逆，为呃逆，为嗳气，为恶心，为呕吐，诸症作矣。这些症状的出现，皆可由胃气上逆所产生，因而临床辨证，只要见到一症，便有诊断意义。若数症并见，当辨明何者为主症，以便分清主次，确定病变重点，做出正确的诊断。

胃气上逆，伴见嘈杂、吞酸吐酸等症，多属肝胃同病，当据脉证以定之。常用降逆和胃的药物有旋覆花、代赭石、半夏、竹茹、柿蒂等，代表方如旋复代赭汤、丁香柿蒂汤。

3. 咳喘与肺气逆

诸气皆属于肺，肺失肃降，则气机上逆，而咳喘作。《诸病源候论·气病诸候·上气喘息候》说："肺主于气，邪乘于肺，则肺胀，胀则肺管不利，不利则气道涩，故气上喘逆，鸣息不通。"这是比较具体地论述了肺气上逆的病因病机和临床表现。

由于肺位胸中，气机上逆而滞，故胸部觉闷；气滞则水津不布，停滞肺系，凝聚为痰，所以胸闷痰多，亦较常见。治应降逆平喘，并常与发散风寒，温肺、清肺、化痰或补肺等治法配合使用。

第5天

贫血与血虚证

什么是血虚证？我们先从一个例子谈起。

张爷爷今年70岁，独自一个人居住，孩子都在国外，缺少家人的照顾和关爱。近2年来，活动越来越不便，身体也一直都很消瘦，近来又经常会出现头晕耳鸣的情况，而且双眼总是会很干涩，晚上睡眠状况不好，入眠困难，面色发白。去医院检查，化验了血，血红蛋白90g/L，达到了贫血的标准。在中医看来，张爷爷的症状就属于血虚证的表现。下面我们将详细介绍血虚证。

血虚证，指血液亏虚，不能濡养脏腑、经络、组织，以面、睑、唇、舌色淡白，脉细为主要表现的虚弱证候。故《景岳全书·杂证谟·血证》说："血衰则形萎，血败则形坏，而百骸表里之属，凡血亏之处，则必随所至，而各见其偏废之病。"

血虚证形成的原因，不外生血少和耗血多两个方面。生血少，常见于禀赋不足，脾胃气虚，或久病影响脾胃运化功能，以及瘀血内阻导致新血不生，即所谓"瘀血不去新血不生"；耗血多，多由急、慢性出血，或久病、大病之后，或情志抑郁，气火内炽，暗耗阴血，以及寄生虫感染，耗伤营血等。

血虚证，常见面白无华或萎黄，口唇爪甲淡白不荣，形体消瘦，眩晕耳鸣，舌淡，脉细无力等。这些表现，可为本证的诊断依据。若见心悸失眠，或肌肤甲错，或手足发麻，或妇女月经量少色淡，经候延期、经闭，对于本证的诊断，亦有较大意义。

血虚证的临床表现，除上述常见症状外，由于病及脏腑的不同，还能出现多种症状，如老年、产妇阴血不足，大肠失润，可见便秘；经络失血濡养，身痛时轻时剧，此种身痛，应与痹证和其他病邪引起者区别；肌肤失养，可见身麻身痒；血亏阴伤，可以出现发热等等。

本证以体表肌肤、黏膜组织色呈淡白为审证要点。故在诊察疾病时运用望诊，就能发现患者面白无华，口唇爪甲淡白不荣，以及形体消瘦等表现。《灵枢·决气》说："血脱者，色白，夭然不泽"，就是着重阐述本证体表反映的病变特征。面色发白，气虚血虚皆能出现，但气虚面白，一般近似于浮，故多称㿠白；而血虚则面白无华，一般肌肉消瘦，甚至出现皮肤枯燥，形如甲错，两者有所不同。心主血，肝藏血，故血虚可见心、肝病的症状，如血不养心则心悸失眠，筋失血濡可手足发麻等。月经病由血不足引起者，往往经量减少，经色变淡，经候延期，若病程迁延，可发展为经闭。血虚不能上荣于舌，故舌色淡白；脉道失充，故多见细、涩脉。

虽然中医血虚证和西医的贫血有着本质的区别，但在临床的检验中发现，血虚证与红细胞数、血红蛋白值、血细胞比容、红细胞平均血红蛋白量、平均红细胞体积、血氧饱和度等生化指标密切相关，其中红细胞数、血红蛋白值是反映血虚证最重要的指标。血虚证患者红细胞数、血红蛋白值、血细胞比容、红细胞平均血红蛋白量、平均红细胞体积、血氧饱和度等指标均处于低水平状态。

血虚证的治疗方法有健脾和胃、益气生血、补肾生血、祛瘀生血、解毒生血等。

第**6**天
女人的痛-血瘀证

什么是血瘀证？我们先从一个例子谈起。

家住济南的夏女士今年35岁，10年前儿子乐乐的出生给夏女士带来了欢乐也埋下了妇科病的种子。乐乐3岁的时候，夏女士发现自己每次例假都被痛经折磨得难以忍受，不得不停下手里的工作，必须整天卧床休息才能稍微好点，但有时候疼痛甚至让她不得不在床上打滚。作为农村家庭"一把手"的夏女士，上有行动不便的老人，下有幼小的儿子，家里离不开她的照顾，而夏女士来月经卧床休息的那几天，是这个家每个月都要经历的"乱套的日子"。其实，在我们的日常生活中，很多女人多多少少都会被痛经这个问题所困扰。而痛经就是血瘀证的典型代表症状。

血瘀证指瘀血内阻，血行不畅，是以固定刺痛、肿块为主要表现的证候。

产生血瘀证的原因很多，主要有五：一是外伤、跌仆等损伤造成体内出血，离经之血未能及时排出或消散，蓄积在体内形成瘀血；二是气滞导致血行不畅而形成瘀血；三是血寒而致血脉凝滞，《内经》记载"血得温而行，逢寒则凝"，这种寒既可是六淫之"外寒"，也可是阳虚之"内寒"，心、脑血管病，中风后遗症等即属于"内寒"所致；四是血热而致血液壅聚、血液受煎熬浓缩而成瘀血，"热之为过，血为之凝滞"；五是气虚推动无力导致血行缓慢而形成瘀血，瘀血阻塞络脉，气血运行受阻，以致血涌络破而见出血。"气为血帅"，"血离其气，则血瘀积而不流"，但造成血瘀的气又可分为气滞血瘀和气虚血瘀。

疼痛特点为刺痛、痛处拒按、固定不移，常在夜间痛甚；肿块的性状是在体表者包块色青紫，腹内者触及质硬而推之不移；出血的特征是出血反复不止，色紫暗或夹血块，或大便色黑如柏油状，或妇女血崩、漏血；舌脉主要有面色黧黑，或唇甲青紫，或皮下紫斑，或肌肤甲错，或腹露青筋，或舌有紫色斑点、舌下络脉曲张，脉多细涩或结、代、无脉等。瘀血的部位不同，临床表现也不一样，例如瘀阻皮下，则皮下见瘀斑；瘀阻肌表络脉，皮肤表面出现丝状如缕；瘀阻肝脉，则见腹部青筋外露；瘀阻下肢，则见小腿青筋隆起、弯曲，甚至蜷曲成团；瘀血内阻，新血不生，妇女可见经闭。舌紫暗，脉细涩为瘀血常见之象。

　　用现代语言来总结，即由于血瘀证是由很多不同的原因引起，所以它所造成的病种包括了神经、心血管、消化、呼吸、泌尿、血液、结缔组织、内分泌、肿瘤、外科、皮肤、骨伤、妇产、儿科、眼科、五官科等多个系统，但最常见于内科心脑血管疾病之中，如各种冠心病心绞痛、心肌梗死、无症状性心肌缺血、心肌炎、心肌病、肺心病、先天性心脏病（尤其是具有紫绀特征的右向左分流的先心病）、各种原因引起的心力衰竭、休克时的微循环障碍、各种心律失常、脑梗死、高黏血证、高脂血症等。其他内科疾病也有不少伴随血瘀证，如溃疡病、慢性胃炎等胃肠道疾病，系统性红斑性狼疮等风湿类疾患。在某些内分泌和代谢异常性疾患中也常见血瘀证，例如甲状腺功能障碍、糖尿病。常年处于不良精神状态下，尤其是精神抑郁者及经常容易激动的人也容易气血瘀滞。部分人的严重神经衰弱所导致的长期失眠也可能与血瘀证密切相关，这一点通过部分神经衰弱患者连续服用血府逐瘀胶囊后睡眠很快改善得到了证实。妇科疾病更多气血瘀滞，常见的有痛经、子宫肌瘤、子宫内膜异位症等。一些皮肤病也具有血瘀证特点。总之，中医学所论的胸痹、心悸、胁痛、痹证、中风、积聚、眩晕、头痛、不寐、血证、郁证、癫狂、胃痛、呃逆、腹痛等或多或少都与血瘀证相关。在我们的临床实践中发现，如果通过西医诊断确实发现有上述疾病或相关异常，同时经过中医辨证又的确存在血瘀证，就应该在治疗上述疾病的同时，积极配合使用相应的活血化瘀药物予以治疗，往往会收到事半功倍的效果。

分不开的气与血

气与血具有相互依存，相互资生和相互为用的密切关系，因而在发生病变时，气血常可相互影响，既见气病，又见血病，即气血同病。气血同病辨证，是用于既有气的病证，同时又兼见血的病证的一种辨证方法。

气血同病常见的证候，有气滞血瘀、气虚血瘀、气血两虚、气不摄血、气随血脱等，具体介绍如下：

1. 气滞血瘀证

气滞血瘀证，是指由于气滞不行以致血运障碍，而出现既有气滞又有血瘀的证候。多由情志不遂，或外邪侵袭，导致肝气久郁不解所引起。

临床表现为胸胁胀满走窜疼痛，性情急躁，并兼见痞块刺痛拒按，妇女经闭或痛经，经色紫暗夹有血块，乳房痛胀等症，舌质紫暗或有紫斑，脉弦涩。本证以病程较长和肝脏经脉部位的疼痛痞块为辨证要点。肝主疏泄而藏血，具有条达气机、调节情志的功能。情志不遂，则肝气郁滞，疏泄失职，故见性情急躁，胸胁胀满走窜疼痛。气为血帅，气滞则血凝，故见痞块疼痛拒按，以及妇女闭经痛经，经色紫暗有块，乳房胀痛等症。脉弦涩，为气滞血瘀之症。治宜行气止痛、活血祛瘀。药用香附、郁金、青皮、柴胡、元胡、当归、川芎、金铃子、桃仁、红花、乳香、没药、枳壳等品。常用方：血府逐瘀汤、膈下逐瘀汤、加味逍遥散等。

2. 气虚血瘀证

气虚血瘀证，是指既有气虚之象，同时又兼有血瘀的证候。多因久病气虚，运血无力而逐渐形成瘀血内停所致。

临床表现为面色淡白或晦滞，身倦乏力，少气懒言，疼痛如刺，常见于胸胁，痛处不移，拒按，舌淡暗或有紫斑，脉沉涩。气虚舌淡，血瘀紫暗，沉脉主里，涩脉主瘀，是为气虚血瘀证的常见舌脉。

本证虚中夹实，以气虚和血瘀的证候表现为辨证要点。面色淡白，身倦乏力，少气懒言，为气虚之症。气虚运血无力，血行缓慢，终致瘀阻络脉，故面色晦滞。血行瘀阻，不通则痛，故疼痛如刺，拒按不移。临床以心、肝病变为多见，故疼痛出现在胸胁部位。治宜补气活血。药用黄芪、桂枝、红花、乳香、党参、白术、山药等。常用方：补阳还五汤、黄芪桂枝五物汤等。

3. 气血两虚证

气血两虚证，是指气虚与血虚同时存在的证候。多由久病不愈，气虚不能生血，或血虚无以化气所致。

临床表现为头晕目眩，少气懒言，乏力自汗，面色淡白或萎黄，心悸失眠，舌淡而嫩，脉细弱等。

本证以气虚与血虚的证候共见为辨证要点。少气懒言，乏力自汗，为脾肺气虚之象；心悸失眠，为血不养心所致。血虚不能充盈脉络，见唇甲淡白，脉细弱。气血两虚不得上荣于面、舌，则见面色淡白或萎黄，舌淡嫩。治宜气血双补、养心安神。药用黄芪、党参、白术、当归、熟地、阿胶、枸杞子、白芍、龙眼肉、桑葚子、山药、茯神、炙远志、炙甘草等。常用方：当归补血汤、归脾汤、八珍汤、十全大补汤、人参养荣汤等。

4. 气不摄血证

气不摄血证，又称气虚失血证，是指因气虚而不能统血，气虚与失血并见的证候。多因久病气虚，失其摄血之功所致。

临床表现为吐血，便血，皮下瘀斑，崩漏，气短，倦怠乏力，面色白而无华，舌淡，脉细弱等。本证以出血和气虚证共见为辨证要点。气虚则统摄无权，以致血液离经外溢，溢于胃肠，便为吐血、便血；溢于肌肤，则见皮下瘀斑。脾虚统摄无权，冲任不固，渐成月经过多或崩漏。气虚则气短，倦怠乏力，血虚则面白无华。舌淡，脉细弱，皆为气血不足之证。治宜补气摄血。药用陈皮、黄芪、当归、熟地等。常用方：归脾汤、当归补血汤、黄土汤等。

5. 气随血脱证

气随血脱证，是指大出血时所引起阳气虚脱的证候。多由肝、胃、肺等脏器本有宿疾而脉道突然破裂，或外伤，或妇女崩中、分娩等引起。

临床表现为大出血时突然面色苍白，四肢厥冷，大汗淋漓，甚至晕厥。舌淡，脉微细欲绝，或浮大而散。

本证以大量出血时，随即出现气脱之症为辨证要点。气脱阳亡，不能上荣于面，则面色苍白；不能温煦四肢，则手足厥冷；不能温固肌表，则大汗淋漓；神随气散，神无所主，则为晕厥。血失气脱，正气大伤，舌体失养，则色淡，脉道失充而微细欲绝，阳气浮越外亡，脉见浮大而散，症情更为险恶。治宜回阳、益气、救脱。药用人参、制附子、干姜、肉桂等。常用方：独参汤、参附汤等。

第7周

津液辨证

第1天
口干与内燥证

口干舌燥的情况在日常生活中经常会遇到，虽然表现相同，但是形成原因可能并不相同，造成生理性口干的原因之一就是饮水过少，水是生命之源，人体每天都需要补充适量的水分，当水分没有得到及时补充的时候就会出现各种病症，口干就是其中之一。病理性口干除了口腔本身病变之外，糖尿病、肺结核、贫血等病症同样可能会伴随着口干现象。但是，无论生理性还是病理性口干都是由于津液不足所致。

人体的津液是十分重要的，可以濡养四肢百骸，是我们生命的基础。西医学说我们身体70%的重量都是水分，因此津液不足，会引起血虚、筋脉失养等问题，就如同树木没有水分了，枝叶就会干枯。

中医学讲津液是体内各种正常水液的总称，津液是血液的组成部分，属于"阴"的范畴，所以津液与血、阴等概念关系密切。津液亏虚证，是指体内津液不足，脏腑、组织、官窍失去津液的滋润和充盈所表现的证候。津液不足，脏腑组织失去滋润，则必从燥化，故津液亏虚可属内燥的范畴。

津液亏虚的临床表现，主要有口燥咽干，唇焦或裂，眼球深陷，皮肤干燥甚或枯瘪，渴欲饮水，小便短少而黄，大便干结难解，舌红少津，脉细而数等症。下面我们通过一个病例来具体学习。

【病例1】李某，女，58岁，睡眠不好20余年。于2008年5月来就诊。同时还有高血压病10年，一直服用降压药，但是各种降压药都是开始的时候起作用，后来就逐步失效，现在服用很多种降压药血压仍不稳定，睡眠也一直是用安定等药物解决。这些天，她突然失眠严重、恶心，同时眩晕，整夜无法入睡，安定不再起作用。同时伴有口干、大便干燥、舌红少津、脉细数等津液亏虚的症状，找中医看了后认为是津液不足、肝阳升发导致的风动。该患者发病正值春天，春天属木，此时肝木升发，可使津液匮乏的人导致肝木无以供养，这样就出现了问题，这种情况一般在春天多见。中医大夫用了一些滋阴柔肝的药物后，这位患者当天晚上就睡了一个好觉。几天后，血压也开始下降了。

从西医学来看，治疗失眠和高血压，与津液不足是没有什么联系的，但其实这正是中医"水不涵木"理论的体现。津液亏虚不能滋养肝木，出现了阴虚阳亢，肝火扰心，所以就出现了失眠的症状；肝阳上亢，血压就可以升高，这些都是密切相关的，这就是中医学的奥妙之处。

【病例2】2010年秋天，一位老年男性突然出现了手抖的现象，伴口唇干燥、口渴欲饮、舌红少津等症，中医认为，是津液不足导致的，因为肝主筋，肝血不足，就无法濡养筋脉，导致抽动，于是给予滋养津液、滋水涵木的治疗方法，应用沙参、麦冬、生地等药物，结果抖动就迅速消失了。

这个津液亏虚的内燥证，单靠喝水是不行的，需要用滋阴的药物来调理，比如生地、沙参、麦冬、石斛等药，如果朋友们出现了此类问题，可以咨询本地的医生，开个非常小的方子，就可以解决这个问题的。尤其是老人，大家可以随时观察，如果有此类问题，需要及时处理，这样就可以不让他们的干燥征象发展下去，避免疾病发生。

口干的患者平时应注意生活调理，有效措施为：

（1）饮食要干和稀结合食用，并且尽量多喝一些汤汤水水，同时，注意不宜过咸。

（2）平时应多吃新鲜蔬菜与水果。因为新鲜蔬菜及水果不仅含有大量维生素和水分，还含有丰富的粗纤维，须经充分咀嚼方能下咽，而咀嚼的过程可以有效刺激唾液腺分泌。经常吃酸味水果更为适宜，如山楂、杏、猕猴桃、草莓等。

（3）日常多饮水。饮水的方法宜采取多次饮用为佳，每次少量。同时，每日漱口数次，可选用中药麦冬30克，桔梗20克，甘草6克，开水浸泡后当茶饮或漱口。

第2天
"怪病多痰"说

痰，在很多人观念里，就是呼吸系统病变的产物。我们感冒、咳嗽，或咽部炎症，或肺部疾患，咯吐痰液为常见症状，若说肺病多痰，呼吸道感染多痰，大家都会觉得顺理成章，但"怪病多痰"是怎么回事？循环、消化等其他系统病变若不影响到肺部，一般都不见咯痰，那么那些稀奇古怪的病变又怎会和痰扯上关系？好像也没听说得怪病的人多会咯痰或痰鸣有声的呀。这就是中医意义上的"痰"与我们平常所说的"痰"的区别所在。

中医所说的"痰"指的是由水液内停而凝聚所形成的病理产物，其质黏稠。痰浊停阻于脏器组织之间，或见于某些局部，或流窜全身而表现的证候，是为痰证。痰既是病理产物，又是致病因素，其为病无处不到，故有"怪病多痰"之说。临床上，痰又分有形之痰和无形之痰，有形之痰也就是我们平常咳出的痰液，无形之痰则是看不见，摸不着的。中医认为痰可以停留在机体内外各个部位，生成各式各样的疑难奇异病症，有"五脏六腑俱有""内外上下皆到"之说。明代医家李中梓在《类证治裁》指出："证在肺则咳，在胃则呕，在心则悸，在头则眩，在肾则冷，在胸则痞，在胁则胀，在肠则泻，在经络则肿，在四肢则痹，变幻百端。"颇有独到见地，因此又提出痰为诸病之源，有"百病多由痰作祟""怪病多痰"之说。

所以，"痰"的临床表现也多种多样，是各种病理因素中最为复杂多变的一种。痰证可表现为咳嗽咯痰，痰质黏稠，胸脘痞闷，恶心，食欲不振，呕吐痰涎，头晕目眩，形体多肥胖，或神昏而喉中痰鸣，或神志错乱而为癫、狂、痴呆、痫，或某些部位出现圆滑柔韧的结节等症状体征，舌苔腻，脉滑（见表1）。

表1　痰的临床表现

部位	表现	部位	表现
肺	咳嗽咯痰，痰质黏稠	神志	或神昏而喉中痰鸣，或神志错乱而为癫、狂、痴呆、痫
胃	恶心，食欲不振，呕吐痰涎	局部	某些部位出现圆滑柔韧的结节
心	胸脘痞闷	舌苔	腻
头	头晕目眩	脉象	滑
形体	多肥胖		

所谓"怪病多痰",这也是古代医家的一种提法,我们将其引伸用于疑难病的诊治,主要是因为许多疑难病的临床症状怪异奇特,表现中医所说的"痰"证(包括无形之痰),采用中医化痰、祛痰等法治疗,常常能收到意想不到的疗效。

古代医家所指的怪病,从今天来看大都是精神神经、体液之类的疾病,目前,从临床上来看由痰引起的疾病远远超出了这一范围,它涉及西医学的呼吸系统炎症病变,支气管腺体分泌亢进;消化道过度及异常的黏液分泌,或病理性组织增生;心血管系统冠状动脉循环功能不全,心肌缺血、缺氧;中枢神经功能失常,兴奋性增强或低下,以及脑缺氧、脑水肿;躯体局部慢性增殖性炎症,或某些特殊性病理组织增生等。任何系统的任何病变,凡表现有"痰"的特异性证候的,俱可根据异病同治的原则从痰论治。

【病例】有一个 19 岁的年轻女孩,因高考落榜,情志抑郁,心烦胸闷,躁扰不安,神志恍惚,呆视痴笑,语无伦次,彻夜难眠,渐渐出现疑虑多端,口干唇燥。时有大骂,或弃衣而去,头痛欲裂。生活已不能自理,某精神病院诊断为"精神分裂症"。调治 3 个月而乏效。于 2012 年 7 月来就诊,刻下:舌质红,苔黄、厚腻。辨证属心经痰火,顽痰胶固,痰壅心窍。治宜涤痰开窍,清化顽痰,镇静安神。拟加味芩连温胆汤加减,服 15 付即愈。

在我们平常理解的概念里,"精神分裂症"就是受精神刺激后出现的一种精神疾病,与呼吸道内的"痰"是没有丝毫联系的,但在中医理论中,只要辨证有"痰"证,我们均可以从痰论治,并取得很好的疗效。

"痰"是怎样生成的呢?在正常生理状态下我们吃的饭、水果,喝的水等各种饮食有赖于脾的运化,肺的输布,肾的蒸化,在三焦气化的作用下,其中有用的部分变成了津液、血液以营养全身,或化为气,或变为小便而排出体外,这样水液代谢正常运行,痰就无法生成。如果我们感受外邪如受凉、中暑等,或内伤七情如生气、焦虑、伤心、过喜、过悲等,或饮食不当、过于劳累、生活失宜等内外因素均可导致肺、脾、肾三脏失去正常的生化输布功能,三焦气化不利,水谷不化精微,渐聚而成痰,便可发生各种病证。

近年来,与"痰"密切相关的肿瘤及代谢、呼吸、心脑血管、精神等系统疾病的发病率均呈明显上升趋势,这就使前贤所倡"痰为百病之母"、"百病兼痰"、"怪病多痰"诸说被赋予极其重要的现实意义,提示我们平常遇到难以治愈的疑难杂症时不妨看看中医,可能中医从痰论治能取得意想不到的效果。

第3天

变幻莫测风痰证

什么是风某痰证？风痰证有什么特点？下面我们从 2 则病例来学习一下。

【病例1】某中年男性诉突然头晕伴耳鸣，于 2012 年 7 月 4 日来诊。患者 2 天前低头干活时突然头晕，伴耳鸣，视物旋转，恶心欲吐，出汗，五官科检查诊断为梅尼埃病，患者要求中药治疗，诊见舌淡略胖，边有齿痕，苔白滑，脉滑。辨证风痰壅盛，上蒙清窍，半夏白术天麻汤加减。服 1 剂后头晕、耳鸣就明显减轻，3 剂后耳鸣大减，眩晕消失，服 1 周后就完全好了。

【病例2】16 岁女孩因为反复发作抽搐于 2002 年 6 月来看中医。女孩 2 年前无明显诱因而突然出现跌仆，意识不清，四肢抽搐，两手握固，口吐白沫，牙关紧闭，两目上视，颈项强直，持续约 1~3 分钟自行缓解。此后每天发作 2 次或每隔 1~2 天发作 1 次，醒后除了乏力和头痛外，与正常人没什么不同。经某医院确诊为癫痫大发作。四处寻医问药，服用过很多抗癫痫药物都没有明显的效果，被迫初二休学治病。察其舌质淡红、苔薄白，脉弦滑。中医综合该患者病史、症状、体征，辨证属风痰闭阻型癫痫。治拟熄风清热，化痰定痫。服药后发作即刻得到有效控制，治疗的前 3 个月出现 2 次大发作，每次持续 1 分钟左右，之后有多次愣神现象，未出现大发作，半年后每月递减苯妥英钠至停药，单服中药，随访至今已大学毕业未再复发。

以上 2 位患者西医诊断一个是梅尼埃病，一个是癫痫，看似毫不相关的两个疾病，为什么从"风痰"论治均取得了很好的效果呢？这两个患者都不咳嗽、咯痰为什么要化痰呢？上一章"怪病多痰说"中已经提过，中医所说的"痰"是由水液凝聚所形成的病理产物，其质黏稠。痰浊停阻于脏器组织之间，或见于某些局部，或流窜全身而表现的证候，是为痰证。痰证的表现可有咳嗽咯痰，胸闷，恶心，不欲饮食，头晕目眩，形体肥胖或神智错乱而为癫、狂、痴、痫，或某些部位出现圆滑柔韧的瘰疬、瘿瘤、核块等。

《丹溪心法·头晕》中指出："无痰不作眩"，《内经》有云："诸风掉眩，皆属于肝"，眩晕属痰浊中阻、肝风上扰者甚多。随着人们生活水平的提高、生活节奏的加快、社会竞争的日益激烈，人们心理的失衡，忧郁恼怒，肝郁犯脾，或嗜酒肥甘，生冷劳倦，致使脾胃健运失司，水湿内停，积聚生痰，阻于中焦，清阳不升，头窍失养，加之肝风上扰，故发为风痰眩晕。癫痫又名"羊角风"，主要系因风、火、痰、瘀诸端，使脏腑功能失调，痰浊阻滞，郁火内生，风阳扰动，蒙闭清窍所致。其中痰浊闭阻，气机逆乱是核心病机。

　　上面这2个病例分别被诊断为"眩晕"和"癫痫"，但从"风痰"论治都取得了很好的疗效，这也体现了中医学"异病同治"的治疗法则。异病同治指不同的疾病，在其发展过程中，由于出现了相同的病机，因而采用同一方法治疗的法则。中医治病的法则，不是着眼于病的异同，而是着眼于病机的区别。异病可以同治，既不决定于病因，也不决定于病症，关键在于辨识不同疾病有无共同的病机。病机相同，才可采用相同的治法。从这2个病例来看，"风痰"是他们的主要病理因素，"风阳内扰，痰浊闭阻"是他们共同的病机，故采用"熄风化痰"的治疗原则均取得了很好的疗效。

第4天

肺炎与热痰证

今天，我们来看一下"热痰证"。所谓"热痰证"是指痰浊与热邪互结，以咳吐黄痰，气喘，心胸烦热闷痛，发热口渴，小便短赤，舌红苔黄腻，脉滑数等为常见症状的证候。

热痰证可见于咳嗽、哮喘、肺炎等很多疾病中，以肺炎为多见。肺炎为小儿时期的常见多发病，亦为我国儿科重点防治的四大疾病之一。肺炎多由热邪与痰结化火、闭塞肺窍，致肺主气、司呼吸之功能障碍，即热痰证居多。主证是喘，喘而气促。况且喘证多变，是临床重证，严重者可出现颜面、口唇苍白青紫等危重证候。下面我们从两则病例具体学习。

【病例1】1岁男童王某，因"发热3天，咳喘2天"于2013年2月4日到医院看病，就诊时咳喘，喉间痰鸣，气急，食纳减少，夜眠不安，大便干，小便黄。查体：T 38.5℃，烦躁、面赤、鼻煽，唇干红，咽赤。双肺底可闻及干湿性啰音，心音有力，心率144次/分，节律规整无杂音。腹满，肝脾未触及。舌质红、苔白厚，指纹紫滞。实验室检查：WBC 5.0×10^9/L，中性粒细胞比例45%，淋巴细胞比例54%，X线片示双肺纹理增粗，右肺有小片状阴影。西医诊断为病毒性肺炎。中医诊断为肺炎喘嗽，辨证属痰热闭肺。予紫草、黄芩、射干、牛黄、桑白皮等清热化痰、泻肺止喘的药物，服用2天后体温就正常了，也不喘了，咳嗽、痰鸣也减轻了。用药4天后，只剩余偶尔咳嗽，咳少量痰等症状了，8天后患儿已经不咳嗽了，血象、X线复查都恢复正常，肺炎痊愈了。

在很多人看来，"肺炎"属于比较重的呼吸道疾病，只要医院诊断了肺炎，那一般都要输液至少1周到10天才能痊愈，而这个男孩不但没输液，连西药都没用，只是服了8付中药就好了，这也让我们看到了只要辨证得当，中医中药也能取得意想不到的效果。与小儿一样，老年人体质较差，也是肺炎的易患人群。

【病例2】孙某，女，79岁，突然出现咳嗽、喘憋5小时，于2006年12

月 9 日到医院就诊。患者 5 小时前无明显诱因出现咳嗽、咯黄黏痰，量少，发热，T38.1℃，伴喘憋，精神萎靡，乏力，纳差，恶心，呕吐，舌淡红，苔黄腻，脉滑数。查体：双肺呼吸音粗，左肺可闻及大量湿罗音，心率 138 次/分，心律不齐。查血常规：WBC 11.96×10^9/L，N 81.17%。胸片示：双肺纹理增多、紊乱，左侧肺门旁可见片状高密度影，诊断为肺炎。患者有糖尿病、冠心病、脑梗死病史，平素体质较差，体虚基础上感受外邪，入里化热，形成体虚痰热证，治疗应于扶正固本的基础上加用清热化痰药物，予黄芪、党参、白术、茯苓、桑白皮、黄芩、清半夏等药物，服用 7 付中药后症状明显减轻。

从以上 2 则病例中，我们可以看到，肺炎从"热痰"论治，可以取得很好的疗效，这是由它的发病机制决定的。肺炎，因其生理和疾病传变特点而多表现为风热痰邪交阻之特征，简单地说就是患者感受风热外邪或风寒外邪，使肺的"宣发肃降"功能受到影响，肺气不能下降，热邪煎熬津液而生痰，或痰郁生热，热与痰相搏结，痰热郁闭于内不得出，于是就出现了持续发热、咳嗽、咯黄痰、不易咯出、喘息、气急鼻煽、大便干燥、小便黄、舌红苔黄、脉浮滑数等肺热喘嗽的表现，中医辨证属于热痰证。如不及时正确地治疗，尤其是 3 岁之内的婴幼儿，极易并发喘憋不利、面青唇紫、脉微细数之肺闭心衰之危证。如能早期治疗，辨证得当，及早给予清热化痰平喘的药物如黄芩、苏子、桑白皮、麻黄、射干等药物，可取得很好的疗效。

第*5*天

从"胖人多痰"谈寒痰、湿痰证

大概从宋、元时代时，就有"胖人多痰，瘦人多火"的说法，这是许多中医学家经过多年的临床实践，总结归纳出的宝贵经验；这里所说的"胖"，其实就是指肥胖，并非健壮；肥人肉如棉絮，大腹便便者，每多有湿聚生痰、气虚无力之象；故《内经》曰："凡治病察其形、气、色、泽……必先度其形之肥瘦，以调其气之虚实……。"《四诊抉微》也明确指出："肥人多中风，以形厚气虚难以周流，而多郁滞生痰，痰壅气塞成火而多暴厥也"。元代朱丹溪首次提出"肥白人多痰湿"的观点。

痰湿体质的人体形肥胖，腹部肥满松软，面部皮肤油脂较多，眼睑微肿，并且特别爱出汗，浑身经常黏腻腻的，性情温和、稳重，不过他们也是特别受高血压、糖尿病、肥胖症、高脂血症、冠心病、脑血管疾病、代谢综合征、哮喘、痛风等病症青睐的人群。"多痰"的体质使胖人易得与"痰"有关的病，或疾病进程中容易受到"痰"的影响。胖人合并痰湿证多表现为寒痰、湿痰证，尤以湿痰证为多见，多兼有怕冷、乏力、纳呆等阳虚、脾虚的症状。那么什么是寒痰证和湿痰证呢？

1. 寒痰证

寒痰证又称"冷痰证"，是指寒与痰相搏结，寒痰阻肺所表现出来的证候。寒痰证是发病因素有痰浊又感外寒，或阳虚生寒，水湿不运，寒与痰相搏结所致。主要临床表现：痰色白而清稀，胸闷咳喘，形寒肢冷，尿清便溏，舌质淡，苔白滑，脉沉滑。寒痰证常见于哮证、咳嗽、呕吐等疾病中。

2. 湿痰证

湿痰证又称"痰湿证"，是指湿浊内停日久而产生的痰证，多因脾虚失运，水湿内停所致，主要临床表现：咳嗽痰多，色白质稀，或吐涎沫，胸部痞闷，或痰鸣喘促，或呕恶纳呆，肢体困重，面色萎黄或虚浮，舌淡胖，苔滑腻，脉滑或缓。本证常见于咳嗽、喘病、呕吐，亦可见于昏迷疾病中。

3. 寒痰证与湿痰证的区别

可见，这两者有一定的相似性，都有咳嗽、痰多、胸闷等症状，怎么来区别呢？

寒痰证多见于阳虚之人，阳虚寒盛，水湿阻滞，凝结为痰。老年人阳气不足，较易出现寒痰证。冬季阴寒盛，内外合邪，故寒痰证易在冬发作或加重。夜晚阴气盛，故寒痰证的表现往往在夜晚加重。北方气温较低，阴寒偏盛，故北方寒痰证多于南方。寒痰证在病机演化过程中易出现脾阳虚证和肾阳虚证。故多伴形寒肢冷，尿清便溏，舌质淡，苔白滑，脉沉滑等阳虚寒盛症状。

湿痰证多见于脾虚之人。在夏末湿盛的季节，湿痰证患者往往症状加重。湿痰为阴邪，至夜得阴气之助，故夜间痰量增多。湿痰证在病机演化过程中易出现脾虚湿困证与胃气上逆证。脾气虚弱，水湿停滞，易生湿痰，而湿痰中阻则进一步损伤脾气，故此湿痰证易兼脾虚湿困证，故多伴呕恶纳呆，肢体困重，面色萎黄或虚浮，舌淡胖，苔滑腻，脉滑或缓等脾虚湿困症状。

表 1　寒痰、湿痰主要鉴别

	寒痰	湿痰
病机	寒与痰相搏结，寒痰阻肺	脾虚失运，水湿 内停
痰	痰色白而清稀	咳嗽痰多，色白质稀，或吐涎沫
胸闷	胸闷	胸部痞闷
喘	咳喘	痰鸣喘促
阳虚寒盛	形寒肢冷，尿清便溏	无
脾虚湿困	无	呕恶纳呆，肢体困重，面色萎黄或虚浮
舌苔	舌质淡，苔白滑	舌淡胖，苔滑腻
脉象	沉滑	滑或缓

【**病例**】郑某，男，65 岁。有慢性咳嗽病史 10 年，冬春季节较严重。最近因天气变冷，受凉后咳嗽加重 5 天，吐大量稀白痰，胸闷，自觉背部肩胛间发冷，纳呆，大便稀，尿清长，舌淡，舌苔厚腻，脉沉紧。肺部听诊呼吸音粗糙，有鼾音。X 线检查显示肺纹理增粗。

那么这个病人应该怎么辨证呢？我们可以看到，这个病人在咳嗽、痰多、胸闷的同时，还伴有背部肩胛间发冷，纳呆，大便稀，尿清长等阳虚寒盛的症状，舌淡，舌苔厚腻，脉沉紧也是寒邪闭阻的表现。故中医辨证属寒邪客肺、肺阳被遏，应属寒痰，治以温肺散寒，止咳化痰。方用苏子、茯苓、法半夏、白术、五味子、熟附子、陈皮、苦杏仁、干姜、细辛等药物，服6剂，咳嗽明显好转。

4. 体胖者调养

痰湿体质、体型肥胖的患者平日里一定要注意饮食起居的调养，而不能把体胖当成健壮。

（1）饮食调养：以清淡为原则，少食肥肉及甜、黏、油腻的食物，酒不宜多饮，且勿过饱。可多食葱、姜、蒜、紫菜、海带、海蜇、冬瓜、萝卜、扁豆、洋葱、荸荠、薏苡仁、红小豆等食物。

（2）生活起居：居住环境宜干燥而不宜潮湿，平时多进行户外活动；衣着应透气，经常晒太阳或进行日光浴；阴雨季节，要注意湿邪的侵袭，湿冷的气候条件下，应减少户外活动，避免受寒淋雨；不要过于安逸，贪恋床榻。

（3）体育锻炼：因形体肥胖，身重易倦，故应根据自己的具体情况循序渐进，长期坚持运动锻炼，让疏松的皮肉逐渐转变成结实、致密之肌肉。如散步、慢跑、球类、游泳、武术、八段锦、五禽戏等。

（4）情志调摄：保持心境平和，及时消除不良情绪；节制大喜大悲；培养业余爱好，转移注意力。

（5）药物调理：痰湿之生，与肺、脾、肾三脏关系最为密切，故重点在于调补肺、脾、肾三脏。可酌情服用平胃散及温燥化痰药物。若因肺失宣降可选二陈汤；若脾失健运可选六君子汤；若肾阳不足可选金匮肾气丸。

第6天
从秋季老咳嗽谈燥痰证

随着秋意渐浓，昼夜温差变大，一些"老咳嗽"又找上门来。医院呼吸科每年秋天都会多不少咳嗽、气喘的患者，不少患者秋季咳嗽总是反复发作，而且一咳就是十天半月，很多人都戏称它为"秋季老咳嗽"。秋风、秋雨、秋咳被誉为秋季"三部曲"。秋风渐起，咳嗽声在人群中不绝于耳。上呼吸道感染、支气管炎、肺炎、急性喉炎这4种疾病最易诱发咳嗽。紧张的都市生活节奏、过度劳累及不良生活习惯等，也容易造成人体免疫力下降，进而出现秋季咳嗽。

秋季咳嗽，多为秋令风热燥邪，灼伤肺津，肺失清肃，升降失宜所致，即为"燥痰证"。是指燥热痰浊内蕴，以咳嗽、咯痰不爽，或痰黏成块，或痰中带血，胸闷胸痛，口鼻干燥，舌干少津，苔腻，脉涩等为常见症状的证候。

北方地区秋季尤以燥邪为主，治疗当从燥论治，秋高气爽，天地清肃，干燥少雨，谓之"秋燥"。中医学把"燥"与风、寒、暑、湿、火合称为"六淫"，即六种致病的祸首。"燥"被认为是阴中之阳邪，其表征是津液不足，口鼻干燥，咽干口渴，皮肤干涩，毛发不荣等，统称之为"秋燥综合征"。

秋季咳嗽因病因不同，一般分为温燥和凉燥2种，在防治上也有着不同的特点。温燥一般发生在初秋，有咳嗽少痰、不易咳出、咽干鼻燥等特点，在治疗上主要是疏风清热、润肺止咳，常见的方剂为桑杏汤等。凉燥一般发生在中秋过后，往往容易与感冒混淆，如头痛、恶寒、发热，但无汗无痰，在治疗上主要是疏散风寒、润肺止咳，常用的方剂有杏苏散等。中医学讲究辨证论治，用药更是因人而异，在秋咳严重时，最好还是接受汤药治疗。待病情稳定后，方可以使用中成药来稳定疗效。

对于容易秋咳的人来说，"多喝水"决不能当成是一句轻描淡写的提示，而是非常重要的。另外，多吃一些有润肺功效的瓜果和食品，如鸭梨、白萝卜、蜂蜜、鲜姜，或用之熬汤服用，也是一种缓解的方法。此外，吸烟、饮酒也是导致燥咳的重要因素，因此，少抽烟、少喝酒是秋天的养生原则之一。

在咳嗽的治疗过程中，饮食疗法也是个不错的选择。这里向大家介绍几种好吃又好做的食疗方。

（1）罗汉雪梨饮：将干净的罗汉果 1 个、雪梨 2 个放进砂锅中，加入净水，放在火上，先用大火，待其开锅后，改微火，煮 20 ~30 分钟即可。待其温度适宜，即可饮用。

（2）蒸梨：将梨洗净去核，取川贝 3 克、百部 6 克、陈皮 6 克洗净后，放入梨心中，上锅蒸熟，每日食用 1 个，能止咳化痰，对燥痰咳嗽有一定的效果。

（3）银耳百合饮：取白木耳 10 克，清水泡发 12 小时，放入碗中，加冰糖 20 克、百合 10 克，将碗放入蒸锅中，隔水炖 1 小时，拌入蜂蜜，每日晨起空腹食用，有润肺止咳平喘的作用。

从"肿眼泡"谈水液停滞

经常听到有爱美的女士抱怨自己的肿眼泡，即影响美观，又显得人特别没有精神，总像没睡醒一样，有的人甚至为了改善肿眼泡而到美容医院做手术治疗。人为什么会出现肿眼泡呢？其实从中医角度来说，肿眼泡就是水肿的一种较轻的表现形式。

大家对"水肿"应该并不陌生，我们经常听有人说"我今天早上起床忽然眼皮肿了""我今天站了一天腿肿了""我邻居肾不好，全身都肿得很厉害"等等。那水肿是怎么形成的呢？今天，我们来看一下水液停滞即"水停证"。

中医理论认为，病理性的"水"，或称"水气"，是由肺、脾、肾等脏腑输布水液功能的失常，以致水液停聚而形成的病理性产物。水液质地较为清稀，较痰更为清稀，水的流动性大，可泛溢于肌肤，并可随体位改变而变动。病理性水液停聚的主要表现是水肿，或见于下肢，或见于眼睑，甚或全身皆肿，按之凹陷而不易起，水亦可停于腹腔而见腹满如鼓，叩之声浊，水液停聚，多随体位改变而流动，并往往见有小便短少、不利等症，舌苔润滑，脉象多为濡缓。

从西医学的角度解释水肿的发病机制可能更形象一些，水肿在不同疾病或同一疾病不同时期的机制不完全相同，但基本发病因素不外 2 大方面：①组织间液的生成大于回流——血管内外液体交换失衡导致组织间液增多；②体内钠水潴留——细胞外液增多导致组织间液增多。水肿按分布范围可分为全身性水肿和局部水肿。水肿常按其原因而命名，如心源性水肿、肝源性水肿、肾源性水肿、营养缺乏性水肿、淋巴性水肿、静脉阻塞性水肿、炎症性水肿等等。

西医认为多种疾病皆可导致水肿，必须做系统的检查明确病因后才能针对性的治疗，有的病人查了尿，抽了血，做了 B 超，甚至连 CT 都做了，各种检查做了一遍也不一定能找到确切的病因，对于这样的病人，西医治疗就有点无所适从。中医认为与水液代谢关系最为密切的脏腑是肺、脾、肾，这三个脏器的功能失调是引起水肿发生的关键所在，因此治疗水肿，中医一般以宣肺、健脾、温肾为基本原则，只要辨证得当，就能取得良好的效果，分述如下：

（1）肺水：主要临床表现为风邪外袭所致发热，恶寒，恶风，头痛，肢体关节酸痛，咳嗽，舌苔薄白脉浮。浮肿先见于面部，后遍及全身，小便不利。中医学称此种水肿为"风水"，常用方剂有越婢加术汤和麻黄连翘赤小豆汤。

（2）脾水实证：临床表现为全身凹陷性水肿，腰以下为甚，身重倦怠，小便量少，纳呆，胸闷，苔腻、脉濡。常用方剂为五苓散合五皮饮加减。

（3）脾水虚证：本法适用于脾阳虚弱者。主要临床表现为下肢浮肿较甚，按之凹陷不易恢复，胸闷腹胀，纳少便溏，面色萎黄，神疲肢冷，小便量少，舌淡苔白，脉滑沉缓。常用方剂为实脾饮加减。

（4）肾水：适用于肾阳衰微者。主要表现为全身高度水肿，腰以下为甚，腰膝酸软，肢冷畏寒，神疲倦怠，面色㿠白，尿少，舌淡胖有齿痕，脉沉细无力。常用方剂有真武汤、金匮肾气丸等。

学完今天的内容，我们的津液辨证就讲完了，你们是不是对中医的津液不足、痰证、水液停滞等津液辨证有了一个系统的认识呢？

脏腑辨证

第1天
心病辨证

五脏是心、肝、脾、肺、肾的合称。五脏的生理功能虽然各有所司，但心脏的生理功能起着主宰作用。五脏间各种生理活动的相互依存、制约和协调平衡，主要是以阴阳五行学说的理论来阐述的。

心主血脉，主神明，在五行属火，起着主宰生命活动的作用，称为"君主之官"。心居胸中，心包络护卫于外。手少阴心经与手太阳小肠经互为表里。心开窍于舌，在体合脉，其华在面。

心病主要以心悸、怔忡、心烦、心痛、失眠、多梦、健忘、神昏、神识错乱、脉结或代或促等为心病的常见症状，又因为气血阴阳虚实的不同而证候有别，下面分别论之。

1. 心气虚证

主要指心气不足，鼓动无力，以心悸、神疲及气虚症状为主要表现的虚弱证候。主要是因为久病体弱和年老气衰而造成。

【病例】患者，女，39 岁，于 2001 年 4 月来诊。近 1 年来时感心悸，气短，乏力，精神疲惫，自汗，每当劳累之后，症状加重，面色淡白，舌质淡，脉虚。证属心气虚证，以心居胸中，心气不足，胸中宗气运转无力，则气短；劳累耗气，稍事活动后则心气益虚，症情即随之加剧。气虚卫外不固则自汗；心气不足，血液运行无力不能上荣则面色淡白，舌质淡；血行失其鼓动则脉虚无力。以养心汤加减治疗 3 周后症状明显改善。

该患者既有心悸的心脏症状，又有气虚神疲、乏力，故辨证心气虚证。

2. 心阳虚证

心阳虚，温运无力，虚寒内生，以心悸怔忡、心胸憋闷及阳虚症状为主的虚寒证候。是心气虚的基础上出现虚寒症状而成。

【病例】患者，男，54 岁，于 2005 年 3 月来诊。患者 10 年前因疲劳出现心悸气短，未经治疗，以后每因劳累则病情加重，近 2 月因上症加重而来就诊。现自觉胸闷，心悸，时有胸痛，畏寒肢冷，面色淡白，舌淡胖，苔白滑，脉微弱，四肢不温。证属心阳虚证，是心气虚的基础上出现虚寒症状，以气虚及阳，损伤心阳，不能温煦肢体，故见畏寒肢冷、四肢不温；阳虚则寒盛，寒凝经脉，气机郁滞，心脉痹阻不通，则时有胸痛；舌淡胖苔白滑，是阳虚寒盛之证。阳虚阴盛，无力推动血行，脉道失充，则脉象微细。以栝楼薤白白酒汤加减治疗2周后症状明显好转。

该患者既有心悸、胸痛等心脏症状，又有阳虚畏寒症状，故辨证为心阳虚证。

3. 心阳暴脱证

心阳暴脱证是在心阳虚的基础上出现虚脱亡阳症状。心阳衰极，阳气暴脱，以心悸胸痛、冷汗、肢厥、脉微为主要表现的危重证候。

【病例】患者，女，60岁，于2010年11月来诊。近十年来常有心悸，胸闷气短，畏寒肢冷等感觉，未经系统治疗。半小时前突然心痛剧烈。胸闷持续不解，冷汗淋漓，进而神志昏迷，呼吸微弱，面色苍白，四肢厥冷，唇色青紫，脉微欲绝。证属心阳暴脱证，若心阳衰败而暴脱，阳气衰亡不能卫外则见冷汗；不能温煦肢体故四肢厥冷；心阳衰，宗气泄，不能助肺以行呼吸，故见呼吸微弱不续。阳气外亡，无力推动血行致络脉瘀滞，血液不能外荣肌肤，所以面色苍白，口唇青紫。心神失养、涣散，致神志模糊，甚则昏迷。以参附汤加减治疗。

4. 心血虚证

指心血不足不能濡养心脏而表现的证候。以心悸、失眠、多梦及血虚症状为主要表现的虚弱证候。

【病例】患者，女，60岁，于2009年10月来诊。近半年心悸怔忡，失眠多梦，眩晕，健忘，面色淡白无华，口唇色淡，舌淡白，脉细弱。证属心血虚证，血属阴，心阴心血不足，皆能使心失所养，心动不安，而见心悸怔忡；心神不得濡养，致心神不宁，出现失眠多梦；血虚不能濡养脑髓，见眩晕健忘；不能上荣则见面白无华，唇舌色淡，不能充盈脉道则脉细弱。以七福饮加减治疗1月后上症减轻。

该患者既有心悸怔忡，又有血虚表现，故辨证为心气虚证。

5. 心阴虚证

指心阴亏虚不能濡养心脏而表现的证候。以心烦、心悸、失眠及阴虚症状为主要表现的虚热证候。

【病例】患者，女，50岁，于2008年12月来诊。因工作繁忙半年前开始出现心悸、心烦，失眠多梦等症，并伴五心烦热，盗汗，颧红，舌红少津，脉细数。血属阴，心阴心血不足，皆能使心失所养，心动不安，而见心悸；心神不得濡养，致心神不宁，出现失眠多梦；阴虚则阳亢，虚热内生，故五心烦热，寐则阳气入阴，营液受蒸则外流而为盗汗；虚热上炎则两颧发红，舌红少津；脉细主阴虚，数主有热，为阴虚内热的脉象。以沙参麦冬汤加减治疗 4 周后上症缓解。

该患者以心悸症状加阴虚内热症状，故辨证为心阴虚证。

6. 心火亢盛证

是心火内炽所表现的证候。以心胸烦热、夜不能眠，面赤口渴，溲黄便干，舌赤生疮、尿赤涩灼痛等为主要表现的实热证候。

【病例】患者，女，17 岁。于 2011 年 6 月来诊。近半个月因复习考试，每日入睡较晚出现夜寐多梦，心烦，口渴，便秘溲黄，舌尖部有烧灼感，可见红刺，苔黄，脉数。证属心火亢盛证。心主神明，火热内扰心神则心烦、多梦；口渴，便秘溲黄，脉数，是里热征象。心开窍于舌，心火亢盛，火热循经上炎灼伤脉络故舌尖部有烧灼感。以泻心汤加减 7 剂治疗痊愈。

7. 心脉痹阻证

指心脏脉络在各种致病因素作用下导致痹阻不通所出现的证候。以心悸怔忡、心胸憋闷疼痛，痛引肩背内臂，时发时止为主要表现。

【病例】患者，女，57 岁，于 2010 年 4 月来诊。患者素体肥胖，1 年来常感左胸憋闷疼痛，来诊时左胸部呈阵发性闷痛，时有针刺感，痛时引及左肩背内臂，胸闷心悸，咯痰较多，舌淡紫，苔白腻，脉沉弱时见结脉。证属心脉痹阻证。心脉不通则经脉气血运行不畅，因而疼痛反映于经脉循行线路上，这是诊断心脉痹阻的主要依据。患者素体肥胖，胖人多痰湿，故痰浊停聚心脉的疼痛以闷痛为特点；瘀阻心脉的疼痛以刺痛为特点，痛时引及左肩背内臂，胸闷心悸，舌淡紫，脉结代。以血府逐瘀汤加减治疗 3 周后症状缓解。

8. 痰迷心窍证

指痰浊蒙闭心窍表现的证候。以神志不清，喉有痰声，舌苔白腻为主要表现的证候。

【病例】患者，男，65 岁，于 2007 年 3 月来诊。平素肝气郁结，精神抑郁。半小时前突然仆倒，不省人事，口吐痰涎，喉中痰鸣，目睛上视，手足抽搐，口中作猪羊怪叫。证属痰迷心窍证。患者平素肝气郁结，气郁生痰，痰浊上蒙心窍所致。肝气郁结，疏泄失职，故精神抑郁；肝风内动，发则痰随风升上迷心窍，故突然仆倒，不省人事，口吐痰涎，喉中痰鸣，肝主筋，肝风动，目系急，筋膜紧，所以目睛上视；肝气上逆，喉中痰涌，痰为气激，故发出声响如猪羊叫。以导痰汤加减治疗 7 剂症状好转。

9. 痰火扰心证

指痰火扰乱心神所出现的证候。以高热、痰盛，神志不清为主要表现症状。

【病例】患者，男，30 岁，于 2008 年 7 月来诊。近半个月来，经常独自一人，时而言语不休，时而怒骂狂叫，甚至彻夜不寐。家属陪同就诊，患者坐立不安，烦躁不宁，答非所问，口唇干燥，小便短黄，大便秘结（以往有类似发作史）。舌质红，苔黄腻，脉滑数。患者多因外感热病，邪热亢盛，燔灼于里，炼液为痰，上扰心窍所致。痰与火结，痰火扰心，心神昏乱故烦躁不宁；舌质红，苔黄腻，脉滑数是痰火内盛之症。以礞石滚痰丸加减治疗 5 剂症状缓解。

第2天

肺病辨证

肺居胸中，主气，司呼吸，主宣发肃降，通调水道，外合皮毛，开窍于鼻。手太阴肺经起始于中焦胃部，向下络于大肠，与大肠相表里。

肺的病变，主要是肺气宣降失常，表现为肺主气司呼吸功能的障碍和卫外功能的失职，以及水液代谢的部分病变。肺的病变有虚实之分，虚证有气虚和阴虚，实证多由六淫等外邪侵袭和痰湿阻肺所致。

肺病常见的病位症状有：咳嗽，气喘，胸闷或痛，咯血等。

1. 肺气虚证

指肺功能活动减弱所表现的证候。一般以喘咳无力，气少不足以息和全身功能活动减弱为主要表现的症状。

【病例】患者，女，60 岁，于 2010 年 12 月来诊。咳喘反复发作 6 年，经常自服止咳平喘药治疗。近 1 个月来咳喘又发，现咳喘无力，少气短息，动则尤甚，咯痰清稀，神疲乏力，自汗，舌淡苔白，脉弱。证属肺气虚。肺气被耗，宗气不足，呼吸功能减弱，因而咳喘无力，气少不足以息，且动则尤甚；肺气不足，输布水液功能相应减弱，则水液停聚肺系，随肺气而上逆，所以出现清稀痰液；神疲乏力，舌淡苔白，脉弱是气虚常见症状。以补肺汤加减治疗 8 周后上症好转。

2. 肺阴虚证

指肺阴不足，虚热内生所表现的证候。以肺病常见症状和阴虚内热共见为诊断依据。

【病例】患者，男，40 岁，于 2007 年 9 月来诊。2 年来反复咳嗽，痰中带血，曾诊断为"肺结核"。刻诊：时两颧红赤，胸痛，形体消瘦，盗汗，咳嗽少痰，痰中带血，口燥咽干，舌红少苔，脉细数。证属肺阴虚。肺主清肃，性喜柔润，肺阴不足，虚热内生，肺为热蒸，气机上逆为咳嗽；津为热灼，炼液成痰，故少痰；肺阴亏虚，上不能滋润咽喉则口燥咽干，外不能濡养肌肉则形体消瘦；热扰营阴为盗汗；虚热内扰则颧红；肺络受灼，络伤血溢则痰中带血；舌红少苔，脉细数皆为阴虚内热之象。以养阴清肺汤加减治疗6周后症状缓解。

3. 风寒束肺证

指感受风寒，肺气被束所表现的证候。以咳嗽、痰稀白，恶寒发热，鼻塞流涕，无汗，舌苔薄白，脉浮紧为主要临床症状。

【病例】患者，女，25岁，于2010年11月来诊。恶寒发热1天。昨日起咳嗽加重，痰稀白，量不多，周身酸痛，头痛，鼻塞流清涕，口不渴，舌淡红，苔薄白，脉浮紧。证属风寒束肺。感受风寒，肺气被束不得宣发，逆而为咳；寒属阴，故痰稀白；鼻窍通气不畅致鼻塞流清涕；肺主气属卫，邪客肺卫，卫气郁遏则恶寒，正气抗邪则发热；由于邪未内传，故舌苔未变，脉浮主表，紧主寒，为感受风寒之征。以止嗽散加减10剂痊愈。

4. 风热犯肺证

指风热侵犯肺系，卫气受病所表现的证候。以咳嗽与风热表证共见为特点。

【病例】患者，女，13岁，于2011年5月来诊。6天前运动后汗出当风，次日即见发热微恶风寒、头痛、咽干、微咳等症，自服退热止痛药1粒，稍有汗出，头痛减轻，体温降至正常。昨天发热恶风又起，咳嗽加重，痰黄稠，咽干而痛，小便短黄，大便2日未解，舌尖红，苔薄黄，脉浮数。证属风热犯肺。风热袭肺，肺失清肃则咳嗽；风热为阳邪，灼液为痰故痰黄稠；肺卫受邪，卫气抗邪则发热，卫气郁遏故恶风寒，风热上扰，津液被耗则口干，咽喉不利故咽痛；肺位在上，舌尖部常候上焦病变，肺为风热侵袭，故舌尖红；苔薄黄为有热之征；浮脉主表，数脉主热，浮数并见，为风热犯肺的常见脉象。以银翘散加减2周痊愈。

5. 燥邪犯肺证

指秋令感受燥邪，侵犯肺卫所表现的证候。以肺系症状表现干燥少津为审证要点。

【病例】患者，男，33岁，于2012年10月来诊。剧咳5天，痰少而黏。7天前外出归来，即感身热恶风，微咳无痰，未经治疗。2天后咳嗽加重，咳时胸部振痛，偶尔咳出豆粒大黏痰，略带血丝，口鼻咽干燥，大便较干，舌尖红，苔薄白而干，脉浮数。证属燥邪犯肺。燥邪易伤肺津，由于肺津受伤，肺失滋润，清肃失职，故痰少而黏；伤津干燥，气道失其濡养，所以口鼻咽干燥；肺气通于卫，肺为燥邪所袭，故见身热恶风的卫表症状；燥邪化火，灼伤肺络，见略带血丝。燥邪伤津，津伤阳亢，故舌质红，邪偏肺卫，苔多白；邪偏肺卫多见浮数脉。清燥救肺汤加减 15 剂痊愈。

6. 痰热壅肺证

指热邪内壅肺金所表现的证候。以肺病的常见症状和里热表现共为诊断依据。

【病例】患者，男，36 岁，于 2010 年 3 月来诊。3 月前因气候突变，出现恶风寒、发热、无汗身痛、咳痰清稀等症。昨日起体温上升至 39.5℃，咳嗽加重而来就诊。现症见高热，咳喘，胸闷，痰多色黄而黏，口渴思饮，烦躁不安，小便短黄，大便干燥，舌红苔黄腻，脉滑数。证属肺热炽盛证，热邪炽盛，内壅于肺，肺气上逆为咳嗽；炼液为痰，则痰黄黏；内灼阴津故口渴；热扰心神故烦躁不安；里热炽盛，津液被耗，肠失濡润则大便干，化源不足，则小便短赤；舌红苔黄主热，脉滑数为里热或者痰热的征象。以清金化痰汤加减 10 剂好转。

7. 寒痰阻肺证

指寒邪内客于肺所反映的证候。以咳喘突然发作，伴见寒象为特征。

【病例】患者，女，50 岁，于 2001 年 10 月来诊。患者每于秋冬常发咳喘，3 天前因天气骤冷，咳喘加重。现症见咳喘气急，喉中痰鸣，胸膈满闷，咯痰清稀量多，形寒肢冷，舌淡苔白滑，脉滑。证属寒痰阻肺证。感受寒邪，内客于肺，阳气被郁，肺气上逆，故咳嗽气喘；寒为阴邪，所以痰稀；阳气不能温煦肌肤，故形寒肢冷；寒性阴凝，气血运行不利，血不上荣于舌，故舌淡苔白。治疗以射干麻黄汤加减 15 剂好转。

第3天
脾病辨证

脾胃共处中焦，经络互为络属，具有表里的关系。脾主运化水谷，胃主受纳腐熟，脾升胃降，共同完成食物的消化吸收与输布，为气血生化之源，后天之本。脾又有统血，主四肢、肌肉的功能。足太阴脾经属于脾，络于胃。

脾病常见腹胀腹痛、泄泻便溏、浮肿、出血等症状。胃病多见脘痛、呕吐、嗳气、呃逆等症。

1. 脾气虚证

指由于脾气不足，运化失健所表现的证候。以运化功能减退和气虚证共见为判断依据。

【病例】患者，女，32岁，于2009年4月来诊。因工作繁忙，近半年来出现白带绵绵不断，曾服清热除湿方药8剂无明显好转。现症见面色萎黄，神倦乏力，少气懒言，纳少便溏，腹胀，带下量多色白质稀，无臭味，舌淡苔白，脉缓弱。证属脾气虚证。脾主四肢肌肉，脾气不足，肢体失养，可见乏力，中气不足则少气懒言；脾胃相表里，脾气不足，胃气亦弱，腐熟功能失职，故纳少；水湿不化，流注肠中，则便溏；脾气不足，运化失健，消化迟缓，致水湿内生，脾气反为所困，形成腹胀；脾虚无力固摄，带脉不固，水湿下渗，带下绵绵不断；脾胃是后天之本，气血生化之源，脾气不足，久延不愈，可致营血亏虚，而成气血两虚证。气血两虚，肌肤失去血的濡养和温煦，故面色萎黄。舌淡苔白，脉缓弱，是脾气虚弱之征。以加味四君子汤治疗10剂好转。

2. 脾虚气陷证

是指由于脾气亏虚，升举无力而反下陷所表现的证候，又称脾气下陷证。以脾气虚证和内脏下垂为审证要点。

【病例】患者，女，56岁，于2011年4月来诊。近8年来常感神疲乏力，腹胀便溏，未经系统治疗，病情时好时犯。半个月前又因劳累而诱发，现自觉阴户中有物突出，并有下坠感，气短乏力，头晕目眩，纳少便溏，面白无华，舌淡苔白，脉缓弱。证属脾虚气陷证。脾胃为气血生化之源，脾气不足，运化失健，内脏得不到精微的供养，可脏气虚衰，升举无力而下垂，故可见子宫下垂；中气不足，全身功能活动减弱，所以神疲乏力，气短；清阳不升则头晕目眩；舌淡苔白，脉弱皆是脾气虚弱的表现。以补中益气丸治疗 4 周后症状好转。

3. 脾阳虚证

指脾阳虚衰，阴寒内盛所表现的证候。以脾运失健和寒象表现为审证要点。

【病例】患者，女，48 岁，于 2009 年 11 月来诊。自述 5 年前因过食生冷而腹痛，温熨热敷可自行缓解，病情时重时轻，未系统治疗。1 周前不慎着凉、腹痛加重而来就诊。现腹痛喜按，纳少，腹胀，食后尤甚，四肢不温，肢体困重，大便溏薄，舌淡胖，苔白滑，脉沉迟无力。证属脾阳虚证。脾脏阳气虚衰，运化失健，则腹胀纳少；阳虚阴盛，寒从中生，寒凝气滞，故喜按；水寒之气内盛，水湿不化，流注肠中，故大便溏薄；四肢禀气于脾胃，脾阳虚不能外温四末，故四肢不温；舌淡胖，苔白滑，脉沉迟无力皆为阳虚、水寒之气内盛之征。以附子理中丸加减治疗 3 个月上症明显好转。

4. 脾不统血证

指脾气亏虚不能统摄血液，而致血溢脉外为主要表现的证候。以气虚证和出血为主要诊断依据。

【病例】患者，女，22 岁，于 2005 年 8 月来诊。半年前正值经期（第 3 天），参加院篮球比赛，之后月经量突然增多，且持续 10 余日方止。此后，每月月经均量多，时间长，经色淡红，并伴有神疲，倦怠乏力，食少便溏，面白无华，舌淡苔白，脉细无力。证属脾不统血证。患者过劳伤脾，脾虚统血无权，冲任不固，则妇女月经过多，时间久；脾失健运，则食少便溏；中气不足，则神疲，倦怠乏力；出血量多，肌肤失养，则面色无华；舌淡苔白，脉细无力均为虚象。以归脾汤治疗 2 月后上症消失。

5. 寒湿困脾证

指由于寒湿内盛，中阳受困所表现的证候。以脾的运化功能发生障碍和寒湿中遏的表现为主要的审证要点。

【病例】患者，男，36 岁，于 2010 年 6 月来诊。外出旅游于归途中开始腹痛泄泻，大便呈水样，每日 5 ~ 6 次，泻前肠鸣辘辘，伴见形寒肢冷，脘腹痞闷，纳呆，口淡不渴，四肢酸困重，舌体胖，苔白腻，脉沉细。证属寒湿困脾证。脾性喜燥恶湿，寒湿内侵，中阳受困，脾气被遏，运化失司，脘腹痞闷；湿注肠中，则大便溏，甚至出现泄泻；寒湿属阴邪，阴不耗液，故口淡不渴；脾主肌肉，湿性重着，四肢酸困重；舌体胖，苔白腻皆为寒湿内盛的现象。故以苓桂术甘汤治疗 7 剂后明显好转。

6. 湿热蕴脾证

是指由于湿热内蕴中焦，脾胃纳运功能失职所表现的证候。以脾的运化功能障碍和湿热内阻的症状为诊断依据。

【病例】患者，女，40 岁，于 2009 年 8 月来诊。1 周前出现恶寒发热，倦怠乏力，脘闷不饥，厌油腻，某医院按"感冒"治疗，恶寒发热减轻，前天面目发黄，且尿黄如浓茶，今日来诊。症见面目发黄，其色鲜明，脘腹痞闷，呕恶纳呆，厌食油腻，便溏不爽。肢体困重，身热不扬，口微渴，小便短黄，舌质红，苔黄腻，脉濡数。证属湿热蕴脾证。湿热之邪蕴结脾胃，受纳运化失职，升降失常，脘腹痞闷，呕恶纳呆，厌食油腻；脾主肌肉，湿性重着，脾为湿困，肢体困重；湿热蕴脾，交阻下迫，故小便短黄；湿热内蕴于脾胃，熏蒸肝胆，胆汁不循常道，外溢肌肤，故面目发黄，其色鲜明；舌红苔黄主热，苔腻主湿，脉濡主湿，数主热，均为湿热内盛之征。以藿朴夏苓汤治疗 10 剂痊愈。

第4天

肝胆病辨证

肝位于右胁，胆附于肝，肝胆经脉相互络属，故有表里之称。肝主疏泄，主藏血，在体为筋，开窍于目，其华在爪。胆贮藏排泄胆汁，以助消化，并与情志活动有关。

足厥阴肝经入阴毛中，环绕阴器，连接目系（眼球后的脉络联系），与胆相表里。肝脏发生疾病可影响肝的生理功能及循行部位。

肝病的主要临床表现有胸胁、少腹胀痛窜痛，烦躁易怒，头晕胀痛，肢体震颤，手足抽搐，目疾，月经不调，睾丸胀痛等。胆病常见口苦发黄、惊悸失眠等。具体又因气血阴阳虚实的不同而表现出不同的特点。

1. 肝血虚证

指由于肝脏血液亏虚致所系组织器官失养所表现的证候。以筋脉、爪甲、两目、肌肤等失血濡养以及全身血虚的病理现象为审证要点。

【病例】患者，女，30岁，于2005年8月来诊。第一胎分娩时出血量多，产后又不注意调养，用眼过多，满月后感两目发胀，眉骨酸痛，读书时间若超过15分钟则目胀难忍、视物不清，伴有头痛、眩晕、胸闷心烦；眼科检查无异常发现，望诊见面色苍白、舌质淡，脉沉细。诊为产后血虚，久视伤血，血伤目昏。肝血不足，不能上荣头面，故眩晕，面色苍白；目失所养，故目胀难忍、视物不清；舌淡苔白，脉细为血虚常见之征。用当归养荣汤加减治疗4周后上症缓解。

2. 肝阴虚证

是指由于肝之阴液亏损，阴不制阳，虚热内扰所表现的证候。以肝病症状和阴虚证表现共为诊断依据。

【病例】患者，女，58岁，于2011年11月来诊。患者平素情志不遂，近半月出现头晕耳鸣，两目干涩，五心烦热，潮热盗汗，口咽干燥，舌红少津，脉细数。证属肝阴虚证。患者肝阴不足不能上滋头面，则头晕耳鸣，两目干涩；虚热内蒸，则五心烦热；虚火内扰营阴则盗汗；阴液亏虚不能上润，见口咽干燥；舌红少津是阴虚内热之征；肝阴不足，虚热内炽，出现细数脉。以补肝汤加减治疗 4 周后上症缓解。

3. 肝郁气滞证

指由于肝的疏泄功能异常，疏泄不及而致气机郁滞所表现的证候。以情志抑郁，肝经所过部位发生胀闷疼痛，以及妇女月经不调等作为诊断的主要依据。

【病例】患者，女，25 岁，于 2005 年 8 月来诊。近 1 周感头晕目眩，胸胁及小腹胀痛，经期延迟，月经量少色紫，脉弦有力，舌苔黄白。证属肝郁气滞证。肝气郁结，经气不利，故胸胁及小腹胀痛；气病及血，气滞血瘀，冲任不调，故月经不调或经行腹痛。以丹栀逍遥散加味治疗 2 周后明显好转。

4. 肝火炽盛证

是指由于肝经火盛，气火上逆，而表现以火热炽盛于上为特征的证候，又称肝火上炎证，简称肝火证。以肝脉循行部位的头、目、耳、胁表现的实火炽盛证候为判断依据。

【病例】患者，女，48 岁，于 2012 年 5 月来诊。3 天前与人争吵后出现头晕、耳鸣等症状未予治疗。今日仍头晕，耳鸣，口苦，面红目赤，舌红苔黄，脉弦数。证属肝火炽盛证。火性炎上，肝火循经上攻头目，气血涌盛络脉，故头晕，面红目赤；肝胆相为表里，肝热传胆，胆气循经上溢则口苦；足少阳胆经入耳中，肝热移胆，胆热循经上冲，故耳鸣；舌红苔黄，脉弦数，为肝经实火炽盛之征。以龙胆泻肝汤治疗 10 剂上症明显好转。

5. 肝阳上亢证

是指由于肝肾阴亏，肝阳亢扰于上所表现的上实下虚证候。以肝阳亢于上、肾阴亏于下的证候表现为辨证要点。

【病例】患者，男，60 岁，于 2011 年 10 月来诊。眩晕如登云雾，如坐舟车，工作时发病则需闭目默坐，每天发作 3~6 次不等，身热面赤，足冷腰酸无力，夜尿多，每夜 4~5 次，舌红苔黄，脉弦数有力。证属肝阳上亢证。患者为老年男性，肝肾之阴不足，肝阳亢逆无制，气血上冲，则眩晕面赤；腰为肾府，肝肾阴虚，筋脉失养，故腰酸无力；肝阳亢于上为上盛，阴液亏于下为下虚，上盛下虚，故眩晕如登云雾，如坐舟车；脉弦数有力，为肝肾阴虚，肝阳亢盛之象。以天麻钩藤饮治疗 2 周症状好转。

表1　肝阳上亢与肝火上炎鉴别

证候	性质	症状
肝阳上亢	本虚标实	头目胀痛、眩晕、头重脚轻等上亢症状为主，病程较长，病势略缓，且见腰膝酸软、耳鸣等下虚症状，阴虚证候明显
肝火上炎	热证	目赤头痛、胁肋灼痛、口苦口渴、便秘尿黄，病程较短，病势较急，阴虚证候不突出

6. 肝胆湿热证

是指由于湿热蕴结肝胆，疏泄功能失职所表现的证候。以右胁肋部胀痛，纳呆，尿黄，舌红苔黄腻为辨证要点。

【病例】患者，男，58 岁，于 2010 年 8 月来诊。患者近 10 日突然出现右胁肋灼热胀痛，腹胀，口苦，泛恶，大便干，小便短赤，身目发黄，舌红苔黄腻，脉弦数。证属肝胆湿热证。湿热蕴结肝胆，疏泄失职，肝气郁滞故右胁肋灼热胀痛；肝木横逆侮土，脾胃受病，运化失健，则腹胀；胃气上逆，故犯恶；胆气随之上溢，可见口苦；热重则大便干；湿热下注，膀胱气化失司，则小便短赤；湿热熏蒸，胆汁不循常道外溢肌肤，则身目发黄；舌红苔黄腻，脉弦数为湿热内蕴肝胆之征。以茵陈蒿汤治疗 3 周后好转。

7. 寒滞肝脉证

是指由于寒邪侵袭，凝滞肝经，表现以肝经循行部位冷痛为主症的证候。

【病例】患者，男，40 岁，于 2010 年 3 月来诊。清晨上班途中，突感腹痛难忍，阵发性加剧，左侧腹为甚，痛连左胁，并向阴部放射，痛处拒按，伴恶心呕吐，呕吐物为清水，恶寒明显，四肢冰冷，苔白，脉弦紧。证属寒滞肝脉证。足厥阴肝脉绕阴器抵少腹，寒邪侵袭肝经，阳气被遏，气血运行不利，故腹痛，寒则气血凝涩，热则气血通利，故疼痛遇寒加剧；寒为阴邪，性主收引，筋脉拘急，致阴囊收缩冷痛；阴寒内盛，则见苔白。以暖肝煎治疗 7 剂好转。

8. 胆郁痰扰证

是指由于痰热内扰，胆失疏泄所表现的证候。以失眠惊悸或眩晕耳鸣，舌苔黄腻为审证要点。

【病案】患者，女，62岁，于2012年8月来诊。患者近3月出现惊悸，烦躁，胸胁闷胀，头晕目眩，伴口苦，犯恶，苔黄腻，脉弦数。证属胆郁痰扰证。肝失疏泄，气机郁滞，生痰化火，痰热内扰，胆气不宁，故惊悸、烦躁；热蒸胆气上溢，故口苦；胆热犯胃，胃气上逆，所以犯恶；胆气郁滞，故胸胁闷胀；痰热循经上扰，则为头晕目眩；苔黄腻，脉弦数为痰热内蕴之征。以黄连温胆汤治疗3周后明显好转。

9. 肝风内动证

是对内生之风的病机、病状的概括。"内风"所以冠以"肝"，这是由于内风之生成与内脏阴阳失调有关，特别与肝的关系更为密切。《素问·至真要大论》谓："诸风掉眩，皆属于肝"。肝风内动证则是泛指患者出现眩晕欲仆、抽搐、震颤等具有"动摇"特点为主的一类证候。根据病因病性的不同，临床常见有肝阳化风、热极生风、阴虚动风和血虚生风等不同证候。

（1）肝阳化风证：是指由于肝阳升发，亢逆无制所导致的一类动风证候。表现为眩晕欲仆，头摇，头痛，肢体震颤，项强，语言謇涩，手足麻木，步履不正，舌红，苔白或腻，脉弦劲有力。甚或突然昏倒，不省人事，口眼歪斜，半身不遂，舌强不语，喉中痰鸣。

（2）热极生风证：是指由于邪热炽盛，伤津耗液，筋脉失养所表现的动风证候。在卫气营血辨证中，归属血分证。表现为高热烦躁，躁扰如狂，手足抽搐，颈项强直，两目上视，甚则角弓反张，牙关紧闭，神志昏迷，舌质红绛，苔黄燥，脉弦数。

（3）阴虚动风证：是指由于阴液亏虚，筋脉失养所表现的动风证候。表现为手足蠕动，眩晕耳鸣，潮热颧红，口燥咽干，形体消瘦，舌红少津，脉细数。

（4）血虚生风证：是指由于血液亏虚，筋脉失养所表现的动风证候。多见于内伤杂病，因久病血虚，或因急性、慢性失血，而致营血亏虚，筋脉失养所致。诊断以动风兼见血虚的表现为要点。

表2 肝风内动四证鉴别

证候	性质	主症	兼症	舌象	脉象
肝阳化风	上实下虚证	眩晕欲仆，头摇肢颤，语言謇涩，或舌强不语，或卒然倒地，不省人事，偏瘫	头痛，项强，手足麻木，步履不正	舌红苔白或腻	弦而有力
热极生风	热证	手足抽搐，颈项强直，角弓反张，两目上视，牙关紧闭	高热，神昏，燥热如狂	舌红绛	弦数有力
阴虚动风	虚证	手足蠕动	午后潮热，五心烦热，口咽干燥，形体消瘦	舌红少津	弦细数
血虚生风	虚证	手足震颤，肌肉𥆧动，关节拘急不利，肢体麻木	眩晕，耳鸣，面白无华，爪甲不荣	舌淡苔白	细

肾与膀胱辨证

　　肾左右各一，位于腰部，足少阴肾经与膀胱经相互络属，故两者为表里。肾藏精，主生殖，为先天之本，主骨生髓充脑，在体为骨开窍于耳，其华在发。又主水，并有纳气功能。膀胱具有贮尿排尿的作用。

　　肾藏元阴元阳，为人体生长发育之根，脏腑功能活动之本，一有耗伤，则诸脏皆病，故肾多虚证。膀胱多见湿热证。肾的病变主要反映在生长发育、生殖功能、水液代谢的异常方面。

　　肾病常见症状有腰膝酸软而痛，耳鸣耳聋，发白早脱，齿牙动摇，阳痿遗精，精少不育，女子经少经闭，以及水肿，二便异常等。膀胱的病变主要反映为小便异常及尿液的改变，临床常见尿频、尿急、尿痛、尿闭以及遗尿、小便失禁等症。

1. 肾阳虚证

　　是指肾脏阳气虚衰表现的证候。以全身功能低下伴见寒象为审证要点。

　　【病例】患者，男性，50 岁，于 2005 年 8 月来诊。近年来性欲减退，同房时阴茎勃起不坚，腰膝酸软，自汗，易感冒，时有咳喘，痰白而黏，面色黧黑，精神萎靡不振，气促肢冷，脉沉迟，苔白厚腻。证属肾阳虚证。肾主生殖，肾阳不足，命门火衰，生殖功能减退，故阳痿不举；腰为肾之府，肾主骨，肾阳衰，不能温养腰府及骨骼，则腰膝酸软；上逆犯肺，宣降失常，故时有咳喘；肾阳极度虚衰，浊阴弥漫肌肤，故面色黧黑；阳气不足，心神无力振奋，故精神萎靡不振；肾处下焦，阳气不足，阴寒盛于下，故肢冷。以右归丸治疗 4 月后上症缓解。

2. 肾阴虚证

　　肾阴虚证，是指肾脏阴液不足表现的证候。以肾病主要症状和阴虚内热证共为诊断依据。

　　【病例】患者，女，42 岁，于 2010 年 11 月来诊。近 4 月时有头晕，手足心热，失眠，烦躁不安，盗汗，面色白，两颧微红，舌红脉细数。证属肾阴虚证。肾阴不足，脑海失充，故头晕；心肾为水火既济之脏，肾水亏虚，水火失济致心神不宁，故失眠；肾阴亏虚，虚热内生，故两颧微红，舌红脉细数。以左归丸治疗 2 月后症状缓解。

3. 肾精不足证

是指肾精亏损表现的证候。以生长发育迟缓，生殖功能减退，以及成人的早衰表现为辨证依据。

【病例】患者，男，35 岁，于 2011 年 3 月来诊。结婚 6 年至今无子，半个月前到某医院检查发现精子不正常，总数少，活动度小（20%）。自觉腰部酸软疼痛，精神疲乏，时有耳鸣，舌淡苔白，脉细弱。证属肾精不足。肾精主生殖，肾精亏虚，男子精少不育；耳为肾窍，脑为髓海，精少髓亏，脑海空虚，故耳鸣。以五子衍宗丸治疗 6 个月上述症状好转。

4. 肾气不固证

是指肾气亏虚固摄无权所表现的证候。以肾与膀胱不能固摄表现的症状为审证要点。

【病例】患者，女，38 岁，于 2005 年 8 月来诊。患者婚后 5 年中，曾 4 次妊娠，但均在怀孕 3 个月内出现腰腹酸痛坠胀或漏红现象而自然流产。平素腰膝酸软，劳累后尤甚，神疲乏力，尿频数而清长，舌淡苔白，脉沉弱。证属肾气不固。肾气亏虚则骨骼失肾气之温养，故腰膝酸软；肾与膀胱相表里，肾气虚膀胱失约，以致小便频数而清长；肾之藏精，赖肾气的固摄，精得以藏。任脉失养，胎元不固，故易造成流产；舌淡苔白，脉沉弱是肾气虚衰之象。以金锁固精丸治疗 5 个月症状明显好转。

5. 肾不纳气证

是指肾气虚衰，气不归元所表现的证候。以久病咳喘，呼多吸少，气不得续，动则益甚和肺肾气虚表现为辨证要点。

【病例】患者，女，78 岁，于 2010 年 10 月来诊。患者年老体弱，素有慢性喘咳史，动则气喘，遇寒尤甚。现面色微黄，体瘦目陷，动则喘促，胸中发憋，气短不续，出多入少，下肢浮肿，嗜睡。脉弦细而迟，舌淡苔白。证属肾不纳气。患者老年男性，肾虚则固纳无权，气不归元，故呼多吸少，气不得续，动则气喘；舌淡苔白，脉细为气虚之征。以金匮肾气丸治疗 2 个月症状明显好转。

表1　肾阳虚、肾阴虚、肾精不足、肾气不固、肾不纳气鉴别

证候	性质	症状	舌象	脉象
肾阳虚	虚证	腰膝酸痛，畏寒肢冷，阳痿，妇女宫寒不孕，或五更泻，或浮肿	舌淡胖苔白	沉弱
肾阴虚	虚证	腰膝酸软，失眠多梦，阳强易举，遗精早泄，潮热盗汗，咽干颧红，溲黄便干	舌红少津	细数
肾精不足	虚证	痿软，成人精少，经闭，发脱齿摇，健忘耳聋，动作迟缓，足痿无力，精神呆钝	舌淡红苔白	沉细
肾气不固	虚证	腰膝酸软，听力减退，小便频数而清，余沥不尽，遗尿失禁，遗精早泄，胎动易滑	舌淡苔白	沉弱
肾不纳气	虚证	咳喘呼多吸少，气不得续，动则喘息益甚，自汗神疲声音低怯，腰膝酸软	舌淡苔白	沉弱

6. 膀胱湿热证

是湿热蕴结膀胱所表现的证候。以尿频，尿急，尿痛，尿黄为辨证要点。

【病例】患者，女，33 岁，于 2010 年 8 月来诊。小便频数 2 日，一昼夜达 20 余次，尿时涩痛不爽，小腹胀闷，尿道灼热，小便黄赤短少，口干，舌红，苔根部黄腻，脉滑数。证属膀胱湿热证。湿热侵袭膀胱，热迫尿道，故小便频，并有涩痛感；湿热内蕴，膀胱气化失司，故小便黄赤短少，小腹胀闷；舌红苔黄腻，脉数均是湿热内蕴之象。以八正散治疗 7 剂后明显好转。

第6天
六腑病辨证

六腑的共同生理功能是受盛传化水谷，其气具有通降下行特性，故其生理特点是"泻而不藏""实而不能满"。食物在消化吸收和排泄过程中，须通过消化道的七道门户，《难经》称为"七冲门"。

1. 胃气虚证

胃气虚证是指胃气不足，受纳、腐熟功能减弱，以致胃失和降所表现的证候。临床表现为胃脘部隐痛或痞胀，按之觉舒，不思饮食，食后胀甚，时作嗳气，口淡不渴，面色萎黄，气短神疲，倦怠懒言，舌质淡，苔薄白，脉虚弱。

2. 胃阳虚证

是指由于胃阳不足，虚寒内生，以致胃失和降所表现的证候。又称胃虚寒证。临床表现为胃脘绵绵冷痛，时发时止，喜温喜按，食后缓解，泛吐清水或夹有不消化食物，食少脘痞，口淡不渴，倦怠乏力，畏寒肢冷，舌质淡嫩或淡胖，脉沉迟无力。

3. 胃阴虚证

是指由于胃阴不足，胃失濡润、和降所表现的证候。虚热证不明显者，常称胃燥津亏证。临床表现为胃脘嘈杂，饥不欲食，或脘痞不舒，隐隐灼痛，干呕呃逆，口燥咽干，大便干结，小便短少，舌红少津，脉细数。

4. 胃热炽盛证

是指由于胃中火热炽盛，胃失和降所表现的实热证候。又称胃热证、胃火证，或胃实热证。临床表现为胃脘灼痛，拒按，渴喜冷饮，或消谷善饥，或见口臭，或牙龈肿痛溃烂，齿衄，大便秘结，小便短黄，舌红苔黄，脉滑数。

5. 饮留胃肠证

是指寒饮留滞胃肠所表现的证候。《金匮要略》称此为狭义之痰饮。临床表现为脘腹痞胀，胃中有振水声，呕吐清涎，肠间水声辘辘，口淡不渴，头目眩晕，舌苔白滑，脉沉滑。

6. 寒滞胃肠证

是指由于寒邪侵犯胃肠，表现以脘腹冷痛为主症的实寒证候。简称胃寒证、肠寒证。临床表现为脘腹冷痛，痛势暴急，遇寒加剧，得温则减，恶心呕吐，吐后痛缓，口淡不渴，或口泛清水，腹泻清稀，或腹胀便秘，面白或青，肢冷不温，舌苔白润，脉弦或沉紧。

7. 食滞胃肠证

是指由于饮食停滞胃肠，以脘腹胀满疼痛，呕泻酸馊腐臭为主症的证候。亦称食滞胃脘证。临床表现为脘腹胀满疼痛、拒按，嗳腐吞酸，厌食，或呕吐酸腐食物，吐后胀痛得减，或肠鸣腹痛，泻下不爽，便臭如败卵，或大便秘结，舌苔厚腻，脉滑或沉实。

8. 胃肠气滞证

是指由于邪气侵扰，或内脏气机失调，致使胃肠气机阻滞所表现的证候。临床表现为脘腹痞胀疼痛，痛而欲吐或欲泻，泻而不爽，或腹胀痛剧，肠鸣走窜不定，矢气频作，矢气后胀痛得减，或胀痛剧而无肠鸣矢气，大便秘结，苔厚，脉弦。

9. 肠热腑实证

是指由于邪热入里，与肠中糟粕相搏，燥屎内结所表现的里实热证候。在六经辨证中称为阳明腑实证，在卫气营血辨证中属气分证，在三焦辨证属中焦病证。临床表现为或日晡潮热，脐腹部硬满疼痛，拒按，大便秘结，或热结旁流，气味恶臭，汗出口渴，甚则神昏谵语、狂乱，小便短黄，舌质红，苔黄厚而燥，或焦黑起刺，脉沉数有力，或沉实有力。

10. 肠燥津亏证

是指由于大肠阴津亏虚，传导不利，而表现以大便燥结，排便困难为主症的证候。临床表现为大便秘结，干燥难下，数日一行，口干，或口臭，或伴见头晕，舌红少津，苔黄燥，脉涩。

11. 肠道湿热证

是指由于湿热侵犯肠道，传导失职，表现为以泄泻下痢为主的证候，亦称大肠湿热证。在三焦辨证中属下焦病证。临床表现为腹痛，下痢脓血，里急后重，或暴注下泻，色黄而秽臭，肛门灼热，小便短黄，身热口渴，舌质红，苔黄腻，脉滑数。

第7天
脏腑兼病辨证

人体每一个脏腑虽然有它独自特殊功能,但它们彼此之间却是密切联系的,因而在发病时往往不是孤立的,而是相互关联的。常见有脏病及脏、脏病及腑、腑病及脏、腑病及腑。

凡两个或两个以上脏器相继或同时发病者,即为脏腑兼病。

一般来说,脏腑兼病,在病理上有着一定的内在规律,只要具有表里、生克、乘侮关系的脏器,兼病较常见,反之则为较少见。因此在辨证时应注意辨析发病脏腑之间的因果关系,这样在治疗时才能分清主次灵活运用。

脏腑兼病,证候极为复杂,但一般以脏与脏、脏与腑的兼病常见。具有表里关系的病变已在五脏辨证中论述,现对临床最常见的兼证进行讨论。

1. 心肾不交证

是指心肾水火既济失调所表现的证候。多由思虑过度,久病伤阴,房事不节,情志郁而化火或外感热病心火独亢等所致。临床表现为心烦不寐,心悸不安,健忘,头晕耳鸣,腰酸遗精,五心烦热,咽干口燥,舌红,脉细数,或伴见腰部下肢酸困发冷。

2. 心肾阳虚证

是指心肾两脏阳气虚衰,阴寒内盛所表现的证候。多由久病不愈,或劳倦内伤所致。临床表现为心悸怔忡,畏寒肢厥,或朦胧欲睡,或小便不利,肢体浮肿,下肢为甚,或唇甲青紫,舌淡暗或青紫,苔白滑,脉沉微细。

3. 心肺气虚证

心肺气虚证,是指心肺两脏气虚所表现的证候。多由久病咳喘,耗伤心肺之气,或禀赋不足,年高体弱等因素引起。临床表现为心悸咳喘,气短乏力,动则尤甚,胸闷,痰液清稀,面色㿠白,头晕神疲,自汗声怯,舌淡苔白,脉沉弱或结代。

4. 心脾两虚证

是指心血不足,脾气虚弱所表现的证候。多由病久失调,或劳倦思虑,或慢性出血而致。临床表现为心悸怔忡，失眠多梦，眩晕健忘，面色萎黄，食欲不振，腹胀便溏，神倦乏力，或皮下出血，妇女月经量少色淡，淋漓不尽等。舌质淡嫩，脉细弱。

心、脾在病理上常可相互影响，成为心脾两虚证。心血不足，心失所养，则心悸怔忡；心神不宁，故失眠多梦，头目失养，则眩晕健忘；肌肤失荣，故面色萎黄无华。脾气不足，运化失健，故食欲不振，腹胀便溏；气虚功能活动减退，故神倦乏力，脾虚不能摄血，可见皮下出血，妇女经量减少，色淡质稀，淋漓不尽。舌质淡嫩，脉细弱，皆为气血不足之征。

5. 心肝血虚证

心肝血虚证，是指心肝两脏血液亏虚所表现的证候。多由久病体虚，或思虑过度暗耗阴血所致。临床表现为心悸健忘，失眠多梦，眩晕耳鸣，面白无华，两目干涩，视物模糊，爪甲不荣，肢体麻木，震颤拘挛，妇女月经量少，色淡，甚则经闭。舌淡苔白，脉细弱。

6. 肝火犯肺证

是指肝经气火上逆犯肺所表现的证候。多由郁怒伤肝，或肝经热邪上逆犯肺所致。临床表现为胸胁灼痛，急躁易怒，头晕目赤，烦热口苦，咳嗽阵作，痰黏量少色黄，甚则咳血，舌红苔薄黄，脉弦数。

7. 肝脾不调证

是指肝失疏泄，脾失健运所表现的证候。多由情志不遂、郁怒伤肝，或饮食不节、劳倦伤脾而引起。临床表现为胸胁胀满窜痛，喜太息，情志抑郁或急躁易怒，纳呆腹胀，便溏不爽，肠鸣矢气，或腹痛欲泻，泻后痛减。舌苔白或腻，脉弦。

8. 肝胃不和证

是指肝失疏泄，胃失和降表现的证候。多由情志不遂、气郁化火，或寒邪内犯肝胃而发病。临床表现为脘胁胀闷疼痛，嗳气呃逆，嘈杂吞酸，烦躁易怒，舌红苔薄黄，脉弦或带数象。或巅顶疼痛，遇寒则甚，得温痛减，呕吐涎沫，形寒肢冷，舌淡苔白滑，脉沉弦紧。

9. 肝肾阴虚证

是指肝肾两脏阴液亏虚所表现的证候。多由久病失调，房事不节，情志内伤等引起。临床表现为头晕目眩，耳鸣健忘，失眠多梦，咽干口燥，腰膝酸软，胁痛，五心烦热，颧红盗汗，男子遗精，女子经少。舌红少苔，脉细数。

10. 脾肾阳虚证

是指脾肾两脏阳气亏虚所表现的证候。多由久病、久泻或水邪久停，导致脾肾两脏阳虚而成。临床表现为面色㿠白，畏寒肢冷，腰膝或下腹冷痛，久泻久痢，或五更泄泻，或下利清谷，或小便不利，面浮肢肿，甚则腹胀如鼓。舌淡胖，苔白滑，脉沉细。

11. 脾肺气虚证

是指脾肺两脏气虚所表现的虚弱证候。多由久病咳喘，肺虚及脾，或饮食劳倦伤脾，脾虚及肺所致。临床表现为久咳不止，气短而喘，痰多稀白，食欲不振，腹胀便溏，声低懒言，疲倦乏力，面色㿠白，甚则面浮足肿。舌淡苔白，脉细弱。

12. 肺肾阴虚证

是指肺肾两脏阴液不足所表现的证候。多由久咳肺阴受损、肺虚及肾或肾阴亏虚、肾虚及肺所致。临床表现为咳嗽痰少，或痰中带血甚至咳血，口燥咽干，声音嘶哑，形体消瘦，腰膝酸软，颧红盗汗，骨蒸潮热，男子遗精，女子月经不调，舌红少苔，脉细数。

六经辨证

第**1**天
张仲景和六经辨证

张仲景是东汉末年的著名医学家，被称为"医圣"。东汉末年，疫病流行，死亡枕藉，出现"白骨露于荒野，千里无鸡鸣"（曹操《蒿里行》）的惨状。根据《后汉书》记载，自汉灵帝建宁四年（171 年）至初平元年（190年）之间发生过 5 次大疫。张仲景在《伤寒杂病论》中记述，不到 10 年间，他的家族中死去 2/3 人口，其中死于伤寒病者达 7/10。而当时的医生墨守成规，鲜有研究伤寒病者。因此，张仲景立志钻研医学，"勤求古训，博采众方"。同时亲身从事医疗实践，批判迷信巫术，打破"各承家技，始终顺旧"的保守思想，反对"相对思须，便处方药"的轻率作风。以创新的精神，求实的态度终于完成了时代的临证巨著——《伤寒杂病论》。

《伤寒杂病论》确立的辨证论治原则，是中医学临床的基本原则，是中医的灵魂所在，受到历代医学家的推崇。这是中国第一部从理论到实践、确立辨证论治法则的医学专著，是中医学史上影响最大的著作之一，是后学者研习中医学必备的经典著作，广泛受到医学生和临床大夫的重视。《伤寒杂病论》包括《伤寒论》和《金匮要略》，确定了六经辨证的基本原则。

六经即太阳、阳明、少阳、太阴、少阴、厥阴。六经病证即太阳病、阳明病、少阳病、太阴病、少阴病、厥阴病，是六经所属脏腑经络的病理变化反映于临床的各种证候。六经辨证即以六经病证作为辨证论治的纲领，概括脏腑、经络、气血的生理功能和病理变化，用以说明病变部位、性质，正邪的盛衰，病势的趋向，以及六经病之间的传变关系。我们可以从下面 6 个方面来学习一下什么是六经辨证。

（1）"六经辨证"是中医学辨证方法之一，是《伤寒论》中提出的，以太阳、阳明、少阳、太阴、少阴、厥阴六者为纲，来分析归纳伤寒病的发展变化的一种辨证方法。

（2）六经辨证也是根据望、闻、问、切四诊所获资料，进行八纲辨证，以阴阳为纲，根据正气之强弱、邪气之盛衰、病势之进退，以及伤寒病发展不同阶段的病变特点和传变规律，进一步将疾病分为六类。

（3）伤寒病在六经中的三阳为邪在腑，邪盛而正不虚。初起时为表寒证，有恶寒、头项强痛、脉浮等症状，属太阳病，有太阳伤寒表实证和太阳中风表虚证。太阳伤寒多表现为发热、恶风、汗出、脉浮缓，或见鼻鸣、干呕，太阳中风多表现为恶寒、发热、头项强痛、身体疼痛、无汗而喘、脉浮紧等症状；继而寒热往来，邪居半表半里，属少阳病，多表现为口苦、咽干、目眩、寒热往来、胸胁苦满、嘿嘿不欲饮食、心烦喜呕、脉弦；邪入里则化热，为里实热证，属阳明病，多表现为身热、不恶寒反恶热，汗自出，脉大。

（4）如果正衰邪盛，则病传入三阴。病在三阴为邪已入脏，正气已虚。以腹满而吐、食不下、自利、口不渴、时腹自痛、四肢欠温为主的属脾阳虚，为太阴病；以脉微细、但欲寐为主的属心肾阳衰，为少阴病；以消渴、气上撞心、心中疼热、饥而不欲食，食则吐蛔为主的属肝脏虚衰，为厥阴病。

（5）伤寒病的传变规律有循经传、越经传、表里传、合病（两经或三经同时病）、并病（一经病未罢，另一经病又起）、直中（病邪不经三阳经，直接侵犯三阴经）等。

（6）伤寒病的治疗原则为：三阳病重在祛邪，初以散寒为主，继而和解、清热或攻下，如太阳病以疏风散寒为主，阳明病以清解里热、泻下实热为主，少阳病以"和法"为主；三阴病重在扶正，以温阳为主，亦有兼育阴清热者，如太阴病以温中复阳、散寒燥湿为主，少阴寒化证治疗以回阳救逆、逐散寒邪为主，少阴热化证以滋阴降火为主，厥阴病治疗以温下清上益气为主。

此后几天我们将每天分别学习一经辨证。

第2天
恶寒发热太阳病

太阳是六经之首，统摄营卫，主一身之表以固护于外，是诸经之藩篱。外邪侵犯人体，太阳首当其冲，在正邪交争于体表部位时所表现的证候，称之为经证；若太阳经证不愈，病邪循经入腑的，称为太阳腑证；在太阳病的过程中，随着病情的变化，也可能见到其他的许多兼证。今天我们主要来看一下太阳经证。

太阳经证是指病邪在表，尚未内传时的证候，因此也称为表证。它的主要表现是发热（或尚未发热）、恶寒、头痛项强、脉浮。这是太阳病的提纲。由于病患者的体质特点不同，感邪的轻重有异，故太阳经证又分为太阳中风、太阳伤寒两种证型。

1. 太阳中风证

又称为表虚证、桂枝汤证。

（1）主要症状：发热、汗出、恶风、脉浮缓。临床表现为轻微头痛，骨节酸痛，发热（低热或中度发热），汗出（微汗，或动则汗出），恶风（即轻微怕冷），苔薄白，脉浮缓，或弱，或略数。

（2）辨证注意点：本证属表寒虚证，抓住发热，恶寒，汗出，脉浮的主症即可诊断。

（3）这种证候较多见于体质较弱，或心肺功能较差，而又外感风（寒）之邪（包括细菌、病毒）的患者。因多采用桂枝汤治疗故称桂枝汤证。

2. 太阳伤寒证

又称为表实证、麻黄汤证。

（1）主要症状：恶寒、发热、无汗，头痛，脉浮紧。临床表现为恶寒明显，发热（体温较高）或未发热。无汗、头痛、骨节酸痛，或颈项强痛，或咳嗽气喘，脉浮紧，苔薄白。

（2）辨证注意点：本证属表寒实证，抓住发热、恶寒，无汗，脉浮紧的必备症状。

（3）发热是正气抗邪，阳气及时达表的反应，但在感寒初始，阳气一时未能达表的，也可能不发热。然而寒邪束表，无论已发热，或未发热，恶寒是必有的。这是伤寒表实证的一个特点。无汗，是营气被郁遏，也是有别于表虚证的主要特征。同时本证周身症状较重，有明显的呼吸道症状。因为治疗多采用麻黄汤解表发汗，故称之为麻黄汤证。

表1 桂枝汤证和麻黄汤证的主要区别

区别	桂枝汤证	麻黄汤证
恶寒	恶风（即轻微怕冷）	恶寒明显
发热	低热或中度发热	发热（体温较高）或未发热
汗出	微汗，或动则汗出	无汗
脉	浮缓，或弱，或略数。	浮紧

【病例1】张某，男性，50岁。隆冬季节，不慎感受风寒，当晚就发起了高热，T39.8℃，怕冷严重，盖了两床棉被仍瑟瑟发抖，无汗，皮肤滚烫，全身关节疼痛，频繁咳嗽，苔薄白，脉浮紧。

那么这个病人的症状属于桂枝汤证还是麻黄汤证呢？根据上表的鉴别要点，该患者具备了恶寒明显、体温较高、无汗、脉浮紧四项麻黄汤证的主要表现，所以很明显属于麻黄汤证，治宜辛温解表、发汗散寒法，方用麻黄汤。处方：麻黄9g，桂枝6g，杏仁12g，炙甘草3g，服药后，盖好被子，全身大汗出，1剂后症状缓解。

【病例2】李某，女性，53岁。近1年来频繁出现发热汗出，每天发作2~3次，体温37.5℃左右，怕风，曾按阴虚治疗，服药20余剂没有明显效果。患者饮食、睡眠、大小便都正常，舌淡苔白，切脉缓软无力。

这个病人该如何辨证呢？该患者具备了怕风、低热、汗出、脉缓四项桂枝汤证的主要表现，辨为营卫不和，卫不护营。当调和营卫，用解肌散热，调和营卫以止汗的治法，予桂枝汤。处方：桂枝、芍药、生姜各9g，炙甘草6g，大枣12枚。嘱其服药后喝热稀粥，盖被子取微汗。2剂而愈。

看了这2个病例是不是对这2个证型有了更深入的认识呢？

第3天
但热不寒阳明病

昨天我们学习了太阳病证，"太"是开初的意思，故太阳病是指外感热病的初期阶段。今天我们来学习阳明病证。"阳明"的意思是指"两阳合明"，也即太阳病、少阳病进一步发展，形成阳热亢极之义。所以说，阳明病是外感病过程中，阳气亢旺，邪热最盛的阶段，属于里实热证。

阳明病的主要病机是"胃家实"，而"胃家"包括了胃和大肠，从经络学说而言，即手阳明大肠经、足阳明胃经；"实"则是热邪亢盛之意。阳明病也有经证、腑证之别。所谓阳明经证，即白虎汤证，是指邪热亢盛，但尚未入里与肠中糟粕结成燥屎的证候；阳明腑证，即承气汤证，则是热与肠中糟粕已经结成燥屎的证候。

1. 阳明经证

（1）临床主要表现，可以"四大症"概括，即：大热、大汗、大渴、脉洪大。大热是里热外蒸的表现，因为没有表证，所以没有怕冷、恶风的外感表现，只是单纯的发热，体温较高；大汗是热迫津泄，出汗较多；大渴是因热盛津伤，饮水自救，指口渴明显，大量喝水不解渴；脉洪大是热盛阳亢，鼓动血行，故脉洪大，或浮滑有力。以上是本证的主要特点。其他方面可有面赤，气粗似喘，心烦躁扰，甚至谵语昏睡，头痛面垢，舌苔黄燥等。

（2）阳明经证的病机是里热蒸腾于外，属于无形邪热，故治疗以清解里热为主，一般要以"白虎汤"为代表方。由于汗出过多，背部微微怕凉或怕风的，则是热伤气阴，还要加人参。

2. 阳明腑证

（1）本证属于有形实热，是阳明经证进一步发展的结果。临床主要表现为日晡（下午3～5时）发热，手足（心）汗出，连绵不断，脐腹满痛拒按、大便秘结，或热结旁流（大便溏稀如水臭秽），脉沉实或滑数，苔黄燥。当邪热上扰心神时，还可出现神昏谵语，甚至狂躁不安的症状。

（2）阳明腑证是有形实热，治疗则是以泻下实热为主。所以清热、泻实是治疗阳明病的两大法则。泻下实热的代表方剂是承气汤类，包括调胃承气汤、小承气汤、大承气汤，临床需依据病情的轻重、病势的缓急选用。

【病例】患者，女，26岁。受凉后出现怕冷症状，未在意。第2天就出现高热、怕冷，周身疼痛、无汗，自己服用生姜红糖水，并服解热镇痛片，汗出，但仍高热不退，晚上体温高达40.6℃。第3天到医院就诊时，患者颜面潮红，高热，体温39.4℃，不怕冷，上半身汗出如洗，口渴，频频饮水，大便干，2日未下，小便黄，脉浮数有力，舌红苔黄。

这个病人受凉第2天高热、怕冷，周身疼痛，无汗，尚有"怕冷、无汗、周身疼痛"等外感表证表现，如果这时服用麻黄汤辛温解表、发汗散寒，邪从表而解则不会入里，到了第3天，则热入阳明，出现高热、大汗、口渴、脉浮数有力的阳明经证"四大症"。虽有大便干，但没有腹痛拒按或热结旁流等形成燥屎的阳明腑证表现，故仍属"白虎汤证"。服白虎汤加减，处方：生石膏30g，知母9g，竹叶6g，粳米1撮，荆芥穗9g，当归9g，川芎3g，服上药1剂后遍体透汗，当夜体温降至38.2℃，服2剂行大便2次，大渴已缓解，体温继续下降。

看了今天的内容你是不是对阳明病的辨证有了系统的认识呢？

第4天
半表半里少阳病

今天，我们来看一下少阳病。少阳病的主要临床表现是口苦、咽干、目眩、寒热往来、胸胁苦满、嘿嘿不欲饮食，心烦喜呕，脉弦。少阳处于半表半里之间，因此少阳病的治疗要用"和法"，代表方剂为小柴胡汤。

少阳病的主要症状单从字面来看，比较晦涩难懂，下面我们来简单解释一下：少阳病提纲"少阳之为病，口苦、咽干、目眩也"，即"口苦、咽干、头晕"，反映了病邪侵入少阳半表半里，胆火上炎，津液被灼伤的基本病机。它是少阳病本证即小柴胡汤证形成的基础，也是少阳证必具的证候。

就六经分证来说，少阳居于太阳与阳明之间，既非表，也非里，属于半表半里证。邪在表则发热恶寒并见；邪在里则发热恶热而不恶寒；邪在半表半里，则发热恶寒交替出现，即所谓"寒热往来"；邪郁少阳，经气不利，故"胸胁苦满"，即两胁部满胀不适；胆热扰胃，则表现为"嘿嘿不欲饮食、喜呕"，即不想吃饭，恶心、呕吐；胆热扰心则"心烦"，即烦躁不安。

这些少阳病的主要症状也不是都要同时出现，才能诊断为少阳病，《伤寒论》中有"有柴胡证，但见一证便是，不必悉具"，也就是说，当患者具有口苦、咽干、目眩等自觉症状，同时又表现有"往来寒热、胸胁苦满、嘿嘿不欲饮食、心烦喜呕"这四个症状之中的一个症状，即可使用小柴胡汤，而不要求这四症齐备时才用小柴胡汤。

由上所述，小柴胡汤的应用标准是：①口苦、咽干、目眩；②往来寒热；③胸胁苦满；④默默不欲饮食；⑤心烦喜呕。当患者完全具备了①项的同时兼有②～⑤项之中至少一项表现时，即可使用小柴胡汤。

【病例】患者，女性，25 岁。因风湿病于 2006 年 8 月住某西医院，经西医治疗 1 月后即将病愈出院，却突然感觉食欲欠佳并且日益加重，几天后竟粒米不进。这个女孩以前没有胃病病史，西医给她用了胃复安、干酵母及中成药香砂六味丸等都没有效果，吃进去的食物和药都吐出来，只能喝少量的水。仔细询问得知该患者近来常觉得口苦，早上尤其明显，伴咽干、头晕且脉弦细，正符合少阳病提纲证的特点，食欲欠佳、食后呕吐即"嘿嘿不欲饮食"、"心烦喜呕"，虽无胸胁苦满、往来寒热的症状，也能断为少阳病柴胡证，予小柴胡汤3剂后痊愈。

少阳病在我们日常生活中还是比较常见的，有些内伤杂病也会出现类似少阳病的症状，如有的胆囊炎病人就可有口苦、咽干、头晕、不欲饮食、两胁满闷、呕吐、怕冷、发热等表现，我们给予小柴胡汤也可以取得很好的效果。

第5天
下利腹痛太阴病

今天我们开始学习三阴病。首先是太阴病，太阴病证是三阴病中较轻的证型，寒湿之邪侵袭入里，病变部位主要在脾胃，正气已有不足，主要临床表现是下利、腹痛、呕吐、脉弱。可由三阳病发展而来，也可一开始即表现为太阴病。

主要临床表现为下利，泻下物多为清稀，可呈水样，也可见白色黏液，腹胀腹痛呈间歇性，喜温喜按，纳差，恶心呕吐，舌淡苔白腻，脉弱。

本证以寒湿侵袭，脾胃虚弱为特征。寒湿之邪侵袭，脾胃之气虚弱，健运失职，肠道传化失司，则下利，泻下物多为清稀，呈水样或见白色黏液，说明本证之下利为虚寒性下利；寒湿中阻，脾胃虚弱，气机阻滞故腹胀腹痛呈间歇性，且喜温喜按；寒湿中阻，健运失职则纳差；胃气上逆则恶心呕吐；舌淡苔白腻，脉弱为虚寒之象。

【病例】谢某，女，39岁。近1年经常肠鸣腹泻，大便稀，每天泻八九次之多，大便中还夹有不消化的食物，平常食欲不振，全身乏力、倦怠，不论中医、西医找了很多医生看过都没有明显的效果，面色苍白没有光泽，精神疲惫，自述腹胀不适，按之则舒，舌淡苔白腻，脉细无力。

这个病人怎么辨证呢？首先我们可以看出他没有恶寒发热、寒热往来、大热大渴等三阳证的表现，因此三阳证可以排除，感受寒邪后，如果少阳抗邪不力，邪气就有可能从阳入阴，从少阳而传入太阴。这个病人腹泻，腹胀，喜温喜按，大便中夹有不消化的食物都是脾阳虚不能运化、寒湿中阻的表现，属太阴病。因此，辨证为脾虚泄泻，予温中健脾的治疗原则，方用理中汤加减，服14剂就痊愈了。

本证当与热性下利证鉴别，两者均有下利、腹痛等临床表现，但热性下利，以泻下物秽臭难闻为特征，可伴有黄色黏冻或脓血，还可见口渴、舌红、苔黄腻等热象。

表 1　虚寒性下利与热性下利鉴别

	虚寒性下利	热性下利
泻下物	多为清稀，可呈水样，也可见白色黏液	秽臭难闻，可伴有黄色黏冻或脓血
腹胀	喜温喜按	得温不减
舌脉	舌淡苔白腻，脉细无力	舌红，苔黄腻
口渴	口不渴	口渴欲饮

辨证注意点：本证为里虚寒证，要抓住虚寒性下利的特征。

太阴病若正气进一步虚衰，可向少阴病发展。我们明天再来学习。

第6天
心肾不足少阴病

少阴包括心、肾两脏，少阴病的性质，是心、肾功能衰退的病变，也是伤寒六经病变发展过程中的严重阶段。由于心、肾各为水、火之脏，是阴阳之根本，因此病至少阴，可表现为两类不同的证型，即阳衰阴盛，病变从阴化寒的少阴寒化证；以及阴虚火旺，病变从阳化热的少阴热化证。但就伤寒病而言，少阴寒化证最为多见。

1. 少阴寒化证

本证是少阳病的主要证型，多为心肾阳衰，阴寒独盛，从阴化寒所致。临床表现为全身虚寒症状，如无热恶寒，但欲寐，四肢清冷，下利清谷，呕不能食，或食入即吐。或身热反恶寒，甚至面赤，脉微细等。

少阴病的病机是阳气虚衰，阴寒独盛，治疗就须回阳救逆，逐散寒邪，一般用四逆汤方，因此又叫四逆汤证。如果出现格阳于外的危象时，就要采用通脉四逆汤（即四逆汤重剂），以救垂绝之阳。

川蜀的扶阳学派（俗称火神派），以郑钦安为开山宗师，理论上推崇阳气，临床上强调温扶阳气，以擅用附子、姜、桂等辛热药物著称，其中尤以擅用附子为突出特点，对伤寒少阴寒化证的理解与应用有了进一步的发扬与光大。

【病例】有一个 75 岁的老大爷，冬天受凉后出现头痛发热，鼻流清涕，自己服用"羚翘解毒丸"后，感觉精神疲惫，手足发凉，因此于 2012 年 11 月来诊。接诊时，老大爷精神萎靡不振，懒于言语，迷糊欲睡，手足发凉，脉沉细，舌淡嫩。这个老大爷的症状正体现了"脉微细、但欲寐"的少阴寒化证表现。老大爷年事已高，肾阳已虚，受凉后最忌用凉药，而重伤阳气，因此他自行服用羚翘解毒丸这种辛凉药物后，使阳气更伤，以致但欲寐，脉沉细，四肢凉。所以治疗时，应急温阳气，予四逆汤加减：附子 12g，干姜 9g，桂枝 12g，炙甘草 10g，服 1 剂精神好转，服用 2 剂，手足转温痊愈。

2. 少阴热化证

本证的主要病机是阴虚阳亢，即肾阴不足，心火上炎。临床表现是心烦不眠，口燥咽干，舌尖红赤，脉象细数。这是少阴热化证最为常见的一种类型。治疗原则是滋阴降火，可以黄连阿胶汤为基本方。

现代生活节律加快，压力过大，精神过度紧张，情志过激，易耗五脏阴精，精亏则脑窍失养，火旺则扰动元神，引发失眠。长期用脑过度，精神紧张所导致的脑局部阴分不足，虚火炽盛，引起脑的阴阳失衡，心肾不交，表现为失眠、心烦，予黄连阿胶汤治疗，可取得较好疗效。

【病例】患者，男，38岁。平时工作压力较大，失眠10余年了，以夜间难以入睡，烦躁，睡后多梦易惊醒为主。曾服用安神片、安神补脑液等药物治疗，都没有明显疗效。没办法只能依靠每天睡前服用艾司唑仑入睡，已由每晚2片增至每晚4片，但夜间仍只能睡3~4小时，而且睡眠不深，早晨头昏脑胀，精神不振，伴口苦、心烦，大便秘结，形体肥胖，舌红苔少，脉弦数。这个患者的症状为典型的阴虚阳亢的少阴热化证表现，因此治以清心除烦，滋阴降火安神，方药以黄连阿胶汤加味：黄连6g，黄芩12g，阿胶9g（烊化），鸡子黄1枚（搅冲），白芍30g，酸枣仁30g，五味子9g，生大黄6g，服药7剂后心烦明显减轻，大便通畅，睡眠时间延长，睡眠较深，艾司唑仑减为每晚2片，继服28剂后，停用舒乐安定，睡眠渐转为正常。

少阴病是伤寒六经病变发展过程中的严重阶段，人体功能已濒于衰减状态。在临床中，病势寒热错杂，证候进退难辨，治疗颇为棘手，因此更应明辨阴阳，平衡阴阳，调整盛衰，阳不足的温阳逐阴，阴不足的滋阴抑阳。宗旨目的是提高生理代偿功能，增强机体抗病能力。

第7天
寒热错杂厥阴病

　　厥阴病是六经病的最后阶段，是三阴之终末，根据外感病的传变规律来看，厥阴病是由少阴病传变而来，为少阴病的进一步恶化，属于"阴证之极，至深且危"阶段，因而阴寒内盛、正阳衰减是厥阴病的病理基础。它的基本特点是寒热错杂。厥阴经包括足厥阴肝经、手厥阴心包经，而肝经络胆、夹胃，故厥阴病多表现为肝、胆和胃的症状。

　　主要临床表现为消渴，气上撞心，心中疼热，饥而不欲食，食则吐蛔。热在上焦，津液损伤，所以有渴欲饮水；热邪上撞，扰动胸膈，故有心中疼热、饥饿的症状；下焦虚寒，脾不健运，故虽饥饿但不欲进食，勉强进食则能引发呕吐，如有蛔虫，可因肠道虚寒而窜动，以致吐出蛔虫。

　　治宜清上温下，乌梅丸为治疗厥阴病的代表方剂。乌梅丸由乌梅、细辛、干姜、附子、花椒、桂枝、当归、人参、黄连、黄柏 10 味药物组成。从药性上讲，既有寒性的黄连、黄柏，也有热性的细辛、桂枝、干姜、花椒、附子，可谓寒热并用。从药味上讲，以乌梅之酸，椒、姜、桂、附及细辛之辛，黄连、黄柏之苦，人参、当归、白蜜之甘和而为一，辛甘酸苦合用，各有所得。甘草和中，调和诸药。全方酸收熄风，辛热助阳，酸苦坚阴，寒热温凉，温清敛补，攻补兼施，诸药配伍，调理阴阳寒热虚实，使之归复于平和。因此，乌梅丸并非治疗蛔厥的专方，而被认为是治疗厥阴病的主方。

　　【病例】有一个 26 岁的女病人，怀孕 7 个月，3 天前突然出现右上腹剧烈疼痛，并呕吐蛔虫 2 条。接诊时这个病人面容憔悴，右胁部疼痛剧烈，连及肩背部疼痛，四肢发凉，头部出汗，心烦，呕吐苦水，口渴喜饮水，小便色黄，大便干，舌淡红，根部苔薄黄，脉滑数。联想到患者曾有呕吐蛔虫，诊断为"蛔厥"，予乌梅丸：乌梅 15g，黄连 6g，黄柏 6g，细辛 3g，川椒 3g，桂枝 6g，干姜 3g，党参 9g等药物，服用 1 剂腹痛明显减轻，服用 2 剂症状消失。

　　这个病例属于厥阴病的典型病变，其中呕吐苦水、吐蛔、口渴喜饮水、心烦等都属于上热，四肢厥冷则是阳虚下寒。治疗应温下清上。但病在厥阴，正气已衰弱，又要兼顾正气，因而用乌梅丸，温下清上益气治疗取得很好疗效。

　　厥阴病病情复杂，临床往往会出现寒极或热极的严重情况，需要谨慎辨证，随证治疗。

卫气营血辨证

第 **1** 天
温病与伤寒有别

谈到温病与伤寒，一定得说张仲景和叶天士。

张仲景，东汉南阳人。张仲景生活在一个战争连年、天灾不断的时代，他在《＜伤寒杂病论＞序》中讲到，他的家族曾经是个很大的家族，有超过 200 多口人。建安纪年以后，不到 10 年的时间，这 200 多口的家族，死了 2/3，这 2/3 的人有 7/10 是死于伤寒病。这样的环境背景，激励作为医生的张仲景勤求古训，博采众方，写成了《伤寒杂病论》，创立了伤寒病辨证的理论体系，使临床诊治外感病有纲可依、有法可循。自此以后直到明代，绝大多数医家对外感病的诊治都是遵循和沿用《伤寒论》的六经辨证法则进行的，形成了"法不离伤寒，方必遵仲景"的成规。

随着社会的发展和气候环境的改变，人们对外感病有了更进一步的认识，一些医家在临床实践中逐步体会到，完全按照《伤寒论》的理法方药已不能适应临床治疗的实际需要，因而提出了新的主张。许多医家在总结、继承前人理论和经验的基础上，总结出了一套比较完整的温病辨证论治体系，从此温病学与伤寒独立开来，形成了一门新的独立的学科。

在清代众多的温病学家中，被誉为"温热大师"的叶天士成就最为杰出。他所著的《温热论》是温病学理论的奠基之作。叶天士出生于医学世家，从 12 岁开始学医，他不仅聪颖过人，而且虚心好学，凡听到某位医生有所专长，就向他行弟子礼拜其为师，10 年之内，换了 17 个老师，并且他能很快融会贯通，因此医术突飞猛进，名声大震。据传《温热论》是叶氏的门人顾景文随他舟游洞庭湖时，将其口授之说记录而成，书中系统地阐述了温病的病因、病机、感染途径、侵犯部位、传变规律和治疗大法等，创立了卫气营血辨证施治的理论体系。其后的吴鞠通（名瑭），继承叶氏理论并经大量临床实践，编著成《温病条辨》，创立三焦辨证，整理总结出大量温病的治疗大法和方剂，使温病学形成了以卫气营血和三焦辨证为核心的辨证论治体系，成为一门独立的学科。

由此可见，叶天士创立的温病与张仲景创立的伤寒有别。

温病与伤寒之别表现在感邪性质、受邪途径、传变规律、临床表现等方面（见表1）。

表1　温病与伤寒区别表

	温病	伤寒
感邪性质	温热和湿热病邪	风寒病邪
受邪途径	邪从口鼻而入，先犯肺卫	邪从皮毛腠理而入，先受于足太阳膀胱经
传变规律	循卫气营血四个层次传变或分别侵犯上中下三焦。传变较速，有卫气营血演变过程，病变过程中易化燥伤阴	按六经传变，有循经传、越经传、表里传、合病和并病、直中等方式。传变稍慢，一般寒邪化热，才传入于里，病程中有六经传变次第，病变中易伤阳气
临床表现	初起常见发热恶寒、发热重，恶寒轻，口微渴、咳嗽、心烦、无汗或少汗，头痛，尿微黄，舌尖边红苔薄白，脉浮数	初起常见恶寒重、发热轻，头痛身痛，无汗，口不渴，尿清长，苔薄白，脉浮紧

因感邪途径、传变规律、病因病机的不同，这就决定了温病和伤寒辨证方法和治疗原则也迥然有别。

由于四时气候不同，感受病邪有异，患者素体及机体反应性不同，因而发生的温病各具特点，吴瑭在《温病条辨》中将温病列出风温、温热、瘟疫、温毒、冬温、暑湿、伏暑、湿温、寒湿、温疟、秋燥等11种。瘟疫病具有温病的特点，是温病的一种，但瘟疫病又有不同于其他温病的特殊之处，下一篇我们将学习温病与瘟疫的不同。

第2天

烈性传染病-瘟疫

通过上篇我们对温病的概念有了大致的了解：温病是以感受温邪引起的以发热为主症，具有热象偏重，易化燥伤阴等特点的一类急性外感热病。一年四季中发生的外感热病很多病种都具有这些特征，所以温病是一类疾病的总称，包括了很多病证类型，而不是指一个单独的疾病。

其中瘟疫是温病的一种，是感受疫疠毒邪引起的一类急性外感热病，以起病急骤，传变迅速，病情凶险，具有较强的传染性并能引起流行为特征，一年四季都可能发生。瘟疫也并不是专指某一种具体的疾病，它是一类温病的总称，凡是具有上述特点的温病都可以称作瘟疫。人或牲畜家禽所生的急性传染病如天花、鼠疫、SARS、禽流感等急性传染病都属于瘟疫的范畴。数千年来，瘟疫反复流行，给人类带来了深重的灾难。据记载，人类历史经历了 3 次大规模的瘟疫流行，流感、鼠疫、天花、狂犬病、登革热等一次次大范围爆发流行，所到之处人口锐减，城镇荒废。

明末清初，当时瘟疫频繁发生，蔓延流行，生活于当时的医家吴又可目睹当时疫病流行的惨状，在前人有关论述的基础上，对瘟疫进行了深入细致的观察、思考。其所著的《温疫论》是我国论述瘟疫的专著，对瘟疫进行了详细的探讨。认为"温疫之为病，非风非寒非暑非湿，乃天地间别有一种异气所感。"指出瘟疫的致病因子是"异气"，又称"疫气"，或"戾气"等，这是对瘟疫病因的一种创见。疠气虽然不可见、不可闻、不可嗅，但并非虚无缥缈，而是有物质基础的。西医学对瘟疫的认识是建立在显微镜和实验室的基础上，认为是由病原微生物感染人体后产生的有传染性的疾病。吴又可这些见解在当时无先进的实验条件下提出，确是难能可贵的。事实上，瘟疫就是由于一些强烈致病性微生物，如细菌、病毒引起的传染病。

瘟疫同温病一样，都是通过口鼻侵入体内的。不同的是感染戾气的方式，"有天受，有传染，所感虽殊，其病则一"。人体感受戾气之后，是否致病则决定于戾气的量、毒力与人体的抵抗力，"其感之深者，中而即发，感之浅者，而不胜正，未能顿发"；"其年气来之厉，不论强弱，正气稍衰者，触之即病"；"本气充满，邪不易入，本气适逢亏欠，呼吸之间，外邪因而乘之"。可见，正气不足是瘟疫内在的发病基础，由于正气亏欠，外邪才能乘虚而入从而发病。

戾气引起的疫病，有大流行性与散发性两种不同的表现。而戾气致病又有地区性与时间性的不同情况。此外，由于戾气的种类不同，所引起的疾病也不同，侵犯的脏器部位也不一。

既然疫病具有强烈传染性，可造成一时一地流行，甚至引发大流行，引起人类的恐慌，那么怎样来治疗疫病？吴又可对治疗瘟疫的方法进行了简要归纳，即温疫初起，邪在膜原，治宜疏利透达；若表里分传而致，既见三阳经证又见里证，则需表里分消；疫邪溃出膜原，向表传变，宜用汗法；疫邪溃出膜原，内传入胃，则宜用吐下法；而温病后期则需扶正养阴。吴又可认为瘟疫的病因是天地间别有一种异气所感，并非风、寒、暑、湿所为，且"此气一来，无论老少强弱，触之者即病"。对于其传变途径、侵犯部位，吴又可指出"邪从口鼻而入，则其所客，内不在脏腑，外不在经络，舍于夹脊之内，去表不远，附近于胃，乃表里之分界，是为半表半里，即《针经》所谓横连膜原是也。"因疫邪伏于膜原，居于半表半里，外可出表，内可入里，所以其传变不过表里两途。但由于感邪有轻重，伏匿有深浅，体质有强弱，吴又可又将传变方式分为九种，称为"九传"。治疗时虽不离汗与吐下两途，但其作用是为了使膜原之邪分消而解。

目前为止我们了解到了什么是瘟疫，瘟疫是怎么传播的，怎样治疗瘟疫？这些固然重要，但学会怎样预防瘟疫也是非常重要的。特别在当今二氧化碳增多，全球气温变高，有利于微生物繁殖，对不断出现新型的传染病如禽流感、SARS、甲型 H1N1 流感、手足口病等，更有积极的现实指导意义。在传染病流行期间加强"治未病"是最重要任务，针对一般情况，我们应该培固正气，强壮机体，如调养精神，乐观于世；节制饮食，注意营养；起居有常，劳逸适度；锻炼身体，增强体质；顺应自然，避之外邪等。在传染病流行时期，我们应该及时发现，及时诊治，并且严格隔离患者以控制传播。

第**3**天
如何辨卫分证

疾病都有其发生发展过程，温热病也不例外。前面讲到温病有两个独特的辨证体系："卫气营血辨证"和"三焦辨证"。以下我们学习"卫气营血辨证"。

卫气营血是维持人体生理活动的四种物质，《内经》曾对这四种物质的分布及生理功能有明确的论述。一般说来，卫是阳气的一部分，游行于人体周身的皮肤肌腠之间，具有保卫肌肤、抗御外邪的功能；气是脏腑功能活动的外在体现；营运行于脉中，是血液的组成部分，或者说是血中的津液；血是维持人体生命活动的重要物质，与五脏关系密切。简单地说，卫气营血四种物质，在生理上具有不同的功能，不同的分布层次。卫和气属阳，在外；营和血属阴，在内。卫、气、营、血之间既互相依存，又互相转化，从而维持着人体生理上的平衡协调。

卫气营血辨证是清代叶天士运用卫气营血生理功能及其在人体分布的理论，进一步引申，并总结前人成就的基础上创立的一种外感病辨证方法。卫、气、营、血代表着温热病在发展传变过程中，病邪逐渐由表入里，病位逐渐由浅入深，病情逐渐自轻而重的四个阶段，换言之卫分证属表，气分证、营分证、血分证相对来说都属里，其中气分证较浅、营分证较深，而血分证更深。

卫分证是温邪初次侵袭人体时引起的以卫外功能失调为主要表现的一类外感病。"卫分证"相当于急性传染病的前驱症状或为轻症传染性疾病，多未表现出疾病的特异性症状和体征。主要症状有发热、微恶风寒、头痛、体倦、咳嗽、鼻塞、无汗或汗少，口微渴，舌边尖红，舌苔薄白或薄黄，脉浮数或浮紧。多见于感冒、流感或其他感染性疾病的早期。下面我们通过 3 则病例具体学习温病的卫分证。

【病例1】患者，女，39岁。1周前感冒，头痛，微恶寒，咽喉肿痛，鼻塞流涕，色黄质稠，咳嗽咯痰，痰黄黏稠，于感冒第6日，吃饭时突感左半边颜面失去知觉，口角下垂歪向右侧，左眼闭合不全，右鼻唇沟变浅，鼓颊不能，吹气不能。舌质红，苔黄脉浮数。西医诊断为面神经麻痹，中医诊断为面瘫，辨证为风热袭表，卫气不和，络脉痹阻。治以疏风清热通络。

【病例2】 5岁男童，1周前双侧腮腺区漫肿，疼痛，咀嚼痛甚，今早出现恶寒发热，双侧睾丸肿痛。症见面部两侧以耳垂为中心漫肿，下颌骨边缘不清，局部皮肤发亮，酸痛拒按，伴头痛烦躁，溲黄便秘，此乃西医之流行性腮腺炎，中医诊断为痄腮，辨证为风热疫毒，邪犯肺卫，引睾窜腹，治以疏风透邪，清热解毒，消肿止痛。

【病例3】 4岁男孩，2008年春天就诊。症见发烧微恶风寒，两目泪水汪汪，畏光，多喷嚏，咳嗽不爽，面浮颊赤，口内两颊有麻疹点，耳背有少许红色疹点，小便短赤，舌质红，舌苔薄黄，脉象浮数。本病为感染邪毒，邪伤肺卫，麻疹初起，致以宣肺透疹，麻疹出齐而透。

此外，对于肺炎、肺脓肿、水痘、猩红热、乙型脑炎等初起都多见风热表证者，都属于卫分证的范畴。

1. 卫分证的形成

卫分证是温热病邪侵犯人体后，与人体的卫气相互抗争所出现的一系列表现。如果风热或燥热等温热病邪通过人体的呼吸侵犯肺经，由于肺合皮毛，主一身之表，而卫气主卫外，所以卫气首先与温热病邪相抗争，引发了以体表见症为主的证候表现。发热是因为病邪刚侵犯人体，人体内的正气还比较充实，正气具有御外的功能，邪气入侵人体，导致了正邪相争，卫阳亢奋而引起。外邪入侵，卫受邪郁，肌肤失去了卫阳的温养，故出现了恶寒，但是因为温热病邪属于阳热之邪，所以恶寒只是微恶寒并且持续时间较短暂。另外，温热病邪容易耗伤津液，所以还可以出现口渴的证候。

2. 各种卫分证的证候特点

温邪有不同类型，不同类型的温邪侵犯卫分，所表现出来的症状也是不同的，各具特点。

（1）风热病邪侵犯卫分：病位主要在肺卫，症见发热，微恶风寒，鼻塞流涕，咽痛，扁桃体红肿，头痛，咳嗽，口微渴，舌边尖红赤，舌苔薄白，脉浮数等。其中以发热，微恶风寒，鼻塞流涕，头痛等为辨证要点。

（2）燥热病邪侵犯卫分：病位主要在肺卫，症见发热，微恶风寒，咳嗽少痰或无痰，咽干鼻燥，口渴，舌红苔白欠润，脉浮数等。其中咳嗽少痰或无痰，咽干鼻燥为辨证要点。

（3）湿热病邪侵犯卫分：病位主要在脾胃，症见恶寒发热，身热不扬，少汗，头重如裹，身重肢倦，胸闷脘痞，舌苔白腻，脉濡缓等。其中以恶寒，身热不扬，头身重着，苔白腻为辨证要点。但是单纯的湿热卫分证很少见，因为在出现卫分证的同时，已经有湿热内郁脾胃，中焦气机失调等气分的病机变化，所以多表现为邪遏卫气、卫气同病。

3. 卫分证的转归

卫分证是温病发展过程中的第一个阶段，卫分证的进一步发展大致可以有以下两种情况：一是温邪犯于卫分，病情比较轻，人体内的正气并不衰退，有能力将病邪驱除体外，或者加上及时并恰当的治疗，温邪可以从表而解，疾病得到痊愈。二是感受的病邪比较重，或者是治疗不及时或者不恰当，正气没有能力将病邪驱除，温邪就可以从卫分进入气分；如果患者的正气非常虚弱，温邪可以趁此从卫分直接传入营分甚至血分，或者内陷手足厥阴从而发生神志昏迷、痉挛等证候，这个时候的病情就非常危重。

第 **4** 天
如何辨气分证

疾病都是一个过程，都有自己的发展变化，所以我们不能静止地看待问题，卫气营血辨证当然也不是简单地将温热病分为 4 类，它是要说明疾病的发展有一个发展演变或者加重传变的过程。在温热病里气分证多出现在卫分证之后。

气分证是温热邪气内传脏腑，正虽未伤，但是邪热已盛，正邪剧烈的斗争，引起人体脏腑或组织气机活动失常的一类证候，属于外感病里证的范畴，同时还包括了半表半里证在内。相当于急性传染病的中期或极期阶段、病原体多已达病所而表现出其各自的特异性症状、体征。这一阶段机体的反应性较强，正邪之斗争剧烈。气分证的病变非常广泛，凡是温邪不在卫分，然后又没有传入营血分，都属于气分证的范围，涉及的范围也较广，主要有肺、胃、脾、肠、胆、膜原、胸膈等。

1. 气分证的形成

气分证形成主要有以下几个途径：一是在卫分的温邪没有祛除并传入了气分；二是温邪略过卫分直接侵犯了气分，例如暑热病邪可以直接侵犯阳明，湿热病邪可以直接侵犯脾胃等；三是气分伏热外发，例如伏寒化温病邪伏于气分在气分内发作；四是从营分的邪热转出气分等。

2. 气分证的证候特点

气分证的临床表现可以因病邪的性质及病变的部位不同而不同。所以气分证的证候复杂多样，但在多样的症状中又有其共同的特点，如热势壮盛，不恶寒，汗多，渴喜冷饮，尿赤，舌质红，苔黄，脉数有力等，其中以但发热，不恶寒，口渴，苔黄为辨证要点。

除上述的典型共有症状外，还可以见到邪热盛于某一脏腑部位的症状表现。例如常见的热盛阳明证主要表现是：壮热，不恶寒，但恶热，汗多，口渴冷饮，舌苔黄燥，脉洪大等，即一般所说的"四大"症状。热盛阳明证是气分证的代表。其他的如热壅于肺，可见身热喘咳；热扰胸膈，可见身热心烦不眠；热结肠腑，可见日晡潮热，腹胀便秘；热郁胆腑，可见身热口苦，干呕心烦等。

另外，湿热性质的病邪所引起的气分证，临床症状表现比较特殊。但是也有共同症状：发热，脘腹痞满，苔腻。其中发热的类型又随着湿热偏盛程度而不同：湿偏盛者多表现为身热不扬；热偏盛者，因为湿热交蒸，身热较盛而不为汗衰。温邪在半表半里的也属于气分证的范围，但它常常发热恶寒交替出现，或者是表现为寒热起伏，与一般的气分证不恶寒的表现有区别。

3. 气分证的转归

总之，气分证的病理变化不外乎人体"气"的病变。温邪进入气分时，人体全身的正气奋起抗邪，正邪剧烈抗争，影响有关脏腑器官的正常气机活动，从而发生相应的气分证症状。病邪侵犯气分，正邪抗争，里热迫蒸出现全身壮热并且恶热，因为温邪在里不在表，所以仅仅有发热而不伴有恶寒。里热亢盛，迫使津液外泄而多汗，热炽津伤而口渴喜冷饮。气分热炽，舌苔见黄燥，脉洪大而有力。

2009 年 3 月，日本和美国等地区发生人感染甲型 H1N1 流感病毒，在之后的几个月内，甲型 H1N1 流感相继在世界各国多个地区爆发，引起了人类的恐慌。事实上，这种流感就属于中医所讲的风热疫邪侵袭机体，起初出现发热或未发热、咽部不适、轻咳少痰、身体疼痛等卫分证的症状。之后病情迅速发展，出现高热，咳嗽，咯吐黏痰，伴有口渴喜饮，咽喉痛，目赤等临床表现。此时还可见舌苔黄腻，脉滑数。运用卫气营血辨证分析，说明外邪已经入里，到达气分，邪正剧烈交争，里热炽盛，外蒸上炎而形成表里俱热的局面。

气分证如果进一步发展，大致有以下几种情况：一是病邪在气分，病邪比较亢盛，正气抗争邪气的力量也较强，正气有能力奋起抗邪，或者是经过及时并且正确的治疗，病邪可以在气分阶段祛除从而得愈。二是正气不敌邪气，或者是没有得到及时和正确的治疗，温邪可以从气分进一步发展而深入营血分，病变趋于严重的程度。三是经过邪正抗争，气分的病邪逐渐衰退，但是人体内的正气，特别是阴液大大耗伤，形成正虚邪少的局面，如肺胃阴伤等，经过一段时间后，正气得到复原，疾病就会慢慢痊愈。

如何辨营分证

营是血中的津液，所以营又称"营阴"。营阴所化生之气，就称为"营气"。因此，营既是血液的主要成分，又是血中之气，是介乎血与气之间的物质。如果温热之邪未能从气分得以宣泄，而津液又受到了严重的损伤，那么热邪就会从气分内陷于营分，从而形成了营分证候。这一期的变化更为严重，可能出现内脏出血，及严重的精神症状。"营分证"相当于一些急性感染性疾病的极期或后期，多表现为邪盛之中毒症状，如中毒性痢疾、中毒性肺炎及各型脑炎、脑膜炎伴中毒性脑病者。温邪深入营分，人体的脏器组织的实质损害比较明显，而且有关的功能障碍更严重，病情比较危重。

1. 营分证的形成

以上所说的由气转营的机制，是营分证候形成的途径之一。营分证的形成还有肺卫的邪气乘虚而入直接内陷营分，称为"逆传心包"；还有邪气先已内伏，由于外界热邪诱导，骤然发病，一开始即见营分证候的，叫作"伏气温病"；还有一种情况，温邪不经过卫气分直接深入到营分，例如暑邪可以直接侵犯心营而发生神志昏迷，称为暑厥。

2. 营分证的证候特点

营分主要证候表现可分为两大类：热伤营阴和热闭心包。

（1）热伤营阴：临床主要症状是身热夜甚，口干，反不甚渴饮，心烦不寐，时有谵语，斑疹隐隐，舌质红绛，脉细数等。营分证的发热特点为身热夜甚，它不同于卫分的发热与微恶风寒并见，也不同于气分的但恶热不恶寒。同时，营分证一般都可见到程度不同的神志异常，轻则心烦不寐，重则时有谵语。营分证的舌象特点是舌质红绛，正如叶天士所说："其热传营，舌色必绛"。可见舌质红绛是判断温邪传入营分的重要标志。

（2）热闭心包：本证多由卫分热邪直陷心包所致，即所谓"温邪上受，首先犯肺，逆传心包"者。起病急骤，来势凶险，见症多属危重之象。如身热灼手，而四肢厥冷，称为"热深厥深"；神昏谵语甚或昏愦不语，或见手足抽搐，舌体短缩。舌红绛，苔黄燥，或无苔，脉细数。这类证候多见于各型脑炎、脑膜炎及大叶肺炎等病的极期伴有中毒性脑病者。

3. 营分证的转归

营分证的进一步发展，大致有以下几种情况：一是在营分的邪热得以转出气分，即原有的营分证症状，如身热夜甚、斑疹隐隐、舌红绛等消失，而是表现出一派气分证的症状，这是病情好转的现象。二是在营分的邪热进一步深入血分，出现了动血的症状，如斑疹大量透发、腔道出血等，这是病情加重的表现。这两种不同的转归，主要取决于营热阴伤的程度及治疗是否得当。三是营热亢盛而严重影响到脏腑功能，特别是可以内陷手足厥阴。因为营气和心相通，所以营热可进一步发展而形成热闭心包之证，从而出现神昏谵语等症状，或是引起肝风内动而出现痉厥。这些病变有可能引起极危重的后果。

【病例】某公司职员，35 岁小伙子，平时身强力壮，突然发热 4 天。病初先头痛，并没有引起重视，后来出现高热，体温达 39.℃，昏睡、面色红赤，腹痛、时时抽搐、牙关紧咬，无汗，脉细数，舌红绛，舌苔黄厚腻。血液化验：白细胞 1.9×10^9/L，中性粒细胞 90%，淋巴细胞 10%；脑脊液：无色微混，细胞数 250/mm^3，中性粒细胞 82%，淋巴细胞 10%。医院诊断为乙型脑炎。按照中医辨证，本病属于暑温，初起时发热但没有恶寒的感觉，舌苔黄腻，说明热在气分。后病情发展，出现高热寒战，舌质红绛色，已有入营分之征，抽搐、牙关紧闭，是热盛动风的症状。所以本病是初期热在气分后由气分入营分，有热入心包，热极动风的趋势。治疗以大剂石膏、知母、银花、连翘、大黄、黄连等辛寒之品以清热解毒化湿邪，并加入生地、紫雪、钩藤、菖蒲等，凉血开窍、平肝熄风。

经过一段时间的治疗后，患者体温恢复正常，神志清楚，转危为安。临床上所见的很大一部分乙型脑炎或者其他急性感染性疾病的患者，也许并不像这位小伙子一样幸运。而会在疾病的极期或后期，出现热盛动血，在营分证候的基础上，更见入夜高热，躁扰昏狂，斑疹显露，甚则颈项强直，角弓反张等症状。此时病情发展到了血分阶段。

如何辨血分证

血分证是温热病的危重阶段，其病变的主要表现是不可逆的神志不清，心、肺、肝、肾等多种脏器的损害则更为严重，人体反应性和抵抗力明显减弱。血分证是邪热发展到血分，引起以血热亢盛、动血耗血为主要病理变化的一类证候，也属于外感热病里证范畴。"血分证"则可见于急性传染病的败血症期，伴高热抽搐、中毒性休克、弥漫性血管内凝血、全身衰竭等症。温邪深入血分，病变已经到了极期，会有昏迷、痉挛、昏厥、气脱的病变，病情危重。

1. 血分证的形成

血分证的形成主要有以下几个原因：一是营分邪热未解，营热滞留，病情进一步发展而传入血分；二是卫分或者是气分的病邪直接传入到了血分；三是血分的伏邪自里而发，直接出现了血分证。

2. 血分证的证候表现

血分证的主要证候有身热灼手，燥热不安，甚或神昏谵狂，吐血、鼻衄（鼻子出血）、便血、尿血，斑疹密布，舌质深绛。其中以斑疹密布、出血以及舌质深绛为辨证要点。

血分证中血热是其基础，由于血分热毒过盛，经脉中的血液沸腾，血络损伤，造成血液离经妄行，出现多腔道的急性出血，如呕血、吐血、鼻衄（鼻子出血）、便血、尿血、阴道出血等，如果血液溢出到肌肤则会出现斑疹等。二是由于血热炽盛，煎熬和浓缩血液，加上邪热耗伤血液，导致血行不畅，同时又有离经之血，都会造成瘀血，并且与邪热聚结形成热瘀，有的则会在脉络中形成广泛的瘀血阻滞，表现为斑疹色紫，舌色深绛等。三是由于"心主血"，血分瘀热易扰于心，从而扰乱心神而出现神志异常的症状，如躁扰不安，神昏谵语等。血热也可以很容易地波及肝经而引起肝风内动，出现痉厥。

3. 血分证与营分证的鉴别

血分证与营分证都有发热、斑疹、神志异常的表现，怎样区分两者呢？

表 1 营分证与血分证鉴别表

	营分证	血分证
出血症状	斑疹隐隐，无明显"动血"症状	明显"动血"症状，表现为急性多部位、多腔道出血，斑疹大量透发
舌象	红绛	深绛

因此急性多部位、多腔道出血、斑疹密布及舌质深绛等是血分证的辨证要点。

4. 血分证的转归

血分证的发展一般有以下几种情况：一是血分证病情虽然危重，但是经过积极并且恰当的治疗，邪热会逐渐衰退，正气逐渐恢复，病情可以获得缓解，疾病会渐渐痊愈。二是血分热毒极盛，并且正气不足，正气不能与邪气抗争，从而可以因血脉瘀阻、脏器衰竭或是急性失血而死亡。三是血分热毒虽然会渐渐衰退，但是人体的正气不足，特别是阴液大伤，常常表现为肝肾阴伤等证。如果阴液虽然大伤但是还没有枯竭，那么可以逐渐恢复而得愈，如果阴液大伤并且已经枯竭，则可能发生危重的后果。

温病的病情发展如能按照卫气营血的顺序传变称为顺传。但在一定条件下，病邪不按此顺序传变。"温邪上受，首先犯肺，逆传心包"，病邪由卫分直入营分，就是逆传的表现。下一篇中我们将详细了解"逆传心包"的表现及治疗。

第7天

热入心包与中医"三宝"

下面我们通过一段真实的故事来感受一下"中医三宝"的神奇魅力。

2002年5月10日，香港凤凰卫视女主播刘海若在英国乘坐的客车中途突然脱轨，刘海若受重伤，被英国伦敦当地医院诊断为"脑死亡"。其家属不愿意放弃希望，一月后将其送回国内继续治疗，令人不可思议的是：已被认定为脑死亡100天后，刘海若奇迹般地恢复了神智。

那么，国内的医生用了什么办法使其转危为安，"起死回生"的呢？这很大程度上归功于我国传统中药"安宫牛黄丸"。"安宫牛黄丸"与"紫雪"、"至宝丹"合称为"中医三宝"，为中医治疗热入心包、神昏窍闭之危证的必备药方。"三宝"中均含有芳香药物，因此均有开窍醒神的作用。安宫牛黄丸用于治疗刘海若的神志昏迷，可谓是救命"仙丹"。

何为热入心包呢，中医"三宝"在临床中该如何准确地应用？

古代医家认为，心为人身之君主，不得受邪，若外邪侵心，则心包络当先受病，故心包有"代心受邪"之功用。后世明清温病学派受"心不受邪"思想的影响，当在外感热病中出现由风热、春季温热、暑热等病邪或从肺病逆传心包，或由表入里渐次传入心包，或邪热直中心包出现神昏谵语等心神功能失常的病理变化时，就称之为"热入心包"，可见神昏、谵语、舌謇、肢厥等症。温病学中的热入心包证，其表现多为神志症状。

"三宝"除有芳香开窍之功外，又有清热解毒、化痰镇惊、通便等作用。由于各药组成有所不同，临床应用也各有所侧重。

1. 安宫牛黄丸

安宫牛黄丸能清热解毒，开窍醒神。由牛黄、犀角、麝香、黄连、黄芩、生栀子、朱砂、珍珠、冰片、雄黄、郁金组成。中医认为，心在人体内犹如君主，心包则是心的宫殿，"安宫"形容服药后能使心"安居其宫"，"安宫牛黄丸"由此得名。主要用于邪热内陷心包引起的昏迷痉厥诸症。对中风重证引起的突然昏倒、不省人事、牙关紧闭、两拳紧握、呼吸气粗、喉中痰声、面红、脉弦数等热病之证，亦有良效。

中医辨证为热闭心包的患者，西医诊断的流行性乙型脑炎、流行性脑脊髓膜炎、急性脑血管病、肝昏迷、中风、呼吸系统疾病、小儿高热惊厥以及感染或中毒引起的高热、神昏等，都能使用安宫牛黄丸。1956 年，北京、河北等地暴发大规模乙型脑炎，当时大批中医学家指出，用安宫牛黄丸可能效果更好，因此毛泽东还做出批示，鼓励使用该药。

2. 局方至宝丹

局方至宝丹由犀牛角、琥珀、麝香、玳瑁、朱砂、牛黄、安息香等多种名贵药材组成，古方中甚至还用到金银箔。药品如此名贵，再加上它疗效显著，得到它的人如获至宝，故此得名"至宝丹"。

至宝丹清热豁痰与开窍安神并用，它的豁痰力量较突出，凡痰热内闭、痰浊蒙蔽心窍而见身热烦躁、神昏谵语，痰盛气粗，或兼见抽风惊厥，舌绛苔黄垢腻，脉滑数有力者均可用本方。临床常用于乙脑、流脑、脑血管意外、中暑、肝昏迷属痰热内闭、神昏较重者。用于中风重证、小儿弄舌、惊风效果也很好。

3. 紫雪丹

紫雪丹在"三宝"中历史最悠久，因为外观如"霜雪紫色"，且药性大寒、冷若霜雪，故得名紫雪丹。该药包含石膏、寒水石、滑石、犀角、羚羊角、木香、沉香、元参、升麻、甘草、丁香、朴硝、硝石、麝香及朱砂等。

因紫雪具有清热解毒，豁痰开窍，熄风止痉之功而被广泛用于温热病之热毒炽盛，气营两燔，邪热内陷心包及热动肝风而出现高热烦躁、神昏谵语、抽风惊厥、唇焦口渴、尿赤便秘等症。以高热痉厥为使用本方之辨证要点。临床常用于各种发热性传染病及感染性热病，如乙脑、流脑的极期，重症肺炎、败血症、小儿麻疹毒陷营血及斑疹伤寒、猩红热等。临床应用还发现，紫雪丹对口中生疮、咽喉肿痛、白喉、疔疮走黄之毒血症等，均有十分显著的疗效。许多幼儿都会因为扁桃腺发炎、化脓等而引起高热惊厥，紫雪丹就有很好的退烧、止痉作用，因此家有幼儿，不妨在医生指导下使用紫雪丹，并配以其他汤药进行治疗。

这三种药，均是寒凉开窍性质的成药，功用基本相似，但其中安宫牛黄丸清热作用最强；局方至宝丹开窍功效最佳；紫雪镇痉熄风最好，并能通大便。成年人使用安宫牛黄丸较多，小儿使用紫雪较常见，中风、脑溢血使用局方至宝丹较多。在抢救病人时应注意区别使用。

关于"三宝"的区别，有这样的说法，"乒乒乓乓紫雪丹、不声不响至宝丹、稀里糊涂牛黄丸"，即安宫牛黄丸适于高烧不退、神志昏迷、"稀里糊涂"的患者；紫雪丹适于伴有惊厥、烦躁、手脚抽搐，常发出响声的患者；至宝丹对昏迷伴发热，神志不清、"不声不响"的患者更适用。

中医认为，中风昏迷有闭证和脱证、热证和寒证之分。中医"三宝"虽然疗效显著，却不是包治百病的。安宫牛黄丸、紫雪，至宝丹都属凉开之剂，它主要适用于中医的闭证、热证。假如患者面色苍白、静卧不烦、舌苔白腻，属寒邪痰阻内闭者则不能使用；如出现大汗淋漓、四肢冰冷者，属于脱证的更要禁用。临床应用"三宝"，必须掌握处方主要组成药物、疗效特点，在辨证论治的原则下，对症下药。否则，用药不当，不仅仅造成药品浪费经济损失，更是贻误病情，引起不良后果。

三焦辨证

第1天

吴鞠通与三焦辨证的故事

　　吴瑭，字鞠通，江苏淮阴人，为清代著名医家。著《温病条辨》，开温病三焦辨证治疗之先河。与叶桂（天士）、王士雄（孟英）、薛雪（生白）齐名，誉称"温病四大家"。三焦辨证是吴鞠通在《温病条辨》中，对外感温热病进行辨证归纳的一种方法。他对叶天士极为推崇，但认为叶氏的理论"多南方证，又立论甚简，但有医案散见于杂证之中，人多忽之而不深究"，于是在继承叶天士卫气营血理论的基础上参古博今，结合临证经验，撰写了《温病条辨》5卷，对温热病学说做了进一步的发挥。书中创立了"三焦辨证"学说，这是继叶天士发展了张仲景的六经辨证、创立卫气营血辨证法之后，在中医理论和辨证方法上的又一创举。

　　吴氏所创建的三焦辨证论治体系，在《温病条辨》中论述十分明确。他说"温病由口鼻而入，鼻气通于肺，口气通于胃。肺病逆传则为心包。上焦病不治，则传中焦，胃与脾也。中焦病不治，则传下焦，肝与肾也。始上焦，终下焦。"

　　其三焦辨证体系的基本内涵，大致归纳如下。

1. 取三焦以定脏腑，强调按脏腑定位辨治温病

　　吴氏三焦体系"三焦"的含义，系继承《内经》和河间所论，以"三焦"来概脏腑，即上焦包括肺与心，中焦包括胃与脾，下焦包括肾与肝，并不涉及三焦名形之争。吴氏三焦辨证的重要意义在于把脏腑辨证引进了温病辨证领域，强调温病除辨明卫气营血之外，还必须按脏腑定位论治，从而把温病的气血辨证和脏腑辨证结合起来，以补卫气营血辨证之不足。

2. 以三焦归类温病的病机和证治

	病位	时期	传变	证候	治则	治法	方药
上焦温病	手太阴肺	温病初期	由口鼻吸受而入，"不治，则传入中焦，逆传则入心包"	以卫分证为主，重证可出现气、营、血或气血两燔证	上焦如羽，非轻不举	以祛邪为主，用辛凉宣散解毒的方法	银翘散三仁汤

续表

病位	时期	传变	证候	治则	治法	方药
中焦温病 阳明胃和太阴脾	温病极期	多由上焦温病传来，"不治则传下焦"	以气分证为主，重者可有营血分证和多种合并证	中焦如衡，非平不安	以清法和下法祛邪	白虎汤 承气汤类
下焦温病 少阴肾与厥阴肝	温病末期	多由中焦温病传来	气虚气阻或气阴两虚甚至以气虚为主	下焦如权，非重不沉	以救阴为急，兼以清邪	诸复脉汤 定风珠类 连梅汤 宣清导浊汤 三才汤 人参乌梅汤

3. 三焦辨证是吴鞠通温病学说的核心

吴氏的三焦辨证，并非简单地将病位分为上、中、下三焦，而是巧妙地将六经辨证和卫气营血辨证的内容融于其中，即先以三焦为纲，分上下之浅深，继以六经分脏腑经络之不同，再以卫气营血分表里之次第，形成纵横交错的立体辨证体系，使温病病位的划分更加精细入微，对于提高温病临床辨治水平和防止误治具有非常重要的意义，是其他辨证纲领所无法替代的，故需要我们很好地加以继承和发扬。

第2天
小朋友的痄腮—上焦病证

刚刚放了寒假，明明就开始发热了。小脸通红，一量近40℃，妈妈带他去社区的诊所里拿了一些药，让明明吃。当晚明明吃完饭很快就安静地睡着了。可是第二天，小明明的病不但没有好，反而哭喊着两腮疼。妈妈一看，坏事了，小家伙痄腮了。小脸蛋下面两侧微微鼓了起来。而且开始食欲不振，恶心呕吐起来。在儿童和青少年中，这种情况是可以经常碰到的，尤其是春秋天的时候。此为热毒上壅形成痄腮，这就是典型的上焦病证。下面我们将详细介绍一下上焦证。

上焦病证主要是指温邪侵犯肺经卫分及逆传心包的证候，也包括头面、胸胁等的病证。辨证要点：出现肺卫、心包等症状。

1. 上焦病证证候

（1）温热之邪侵袭肺卫：发热，微恶风寒，无汗或少汗，口微渴，咳嗽，咽红肿痛，苔薄白，舌边尖红，脉浮数。温热之邪侵袭肺卫，卫气被遏，奋起抗邪，则发热；微恶风寒，肺合皮毛主表，肺气失宣，开合失司，则无汗或少汗；温热之邪伤津则口微渴。温热之邪犯肺，肺失宣肃则咳嗽；咽为肺之门户，温热之邪侵袭则咽红肿痛；温热之邪侵袭体表，故苔白，舌边尖红，脉浮数。

（2）温热之邪逆传心包：或神昏谵语，或昏愦不语，舌謇，肢厥，舌红或绛。温热之邪逆传心包，心神被扰，则神昏谵语，或昏愦不语；心开窍于舌，心神被扰则舌謇；热盛于内，阳气郁遏，不达四肢则肢厥；热盛波及营分，则舌红或绛。

（3）其他：如热扰胸膈证可出现身热，心胸烦热，烦躁不安等症状；热邪壅肺证可出现身热，汗出，烦渴，咳喘等表现；热毒上壅证可出现头面肿，耳前后肿等，多见于大头瘟、痄腮、烂喉痧、缠喉风等病证。

2. 治法

上焦温病病位在上，邪多有外达之机，凡未入里结实者皆当透散而解。因此，祛邪宜主展气宣透施治，宜重轻清灵动，往往"用药极轻滑平淡者，取效更捷"。临证可根据不同证候灵活选用治法。然而，若热邪兼夹痰、食、燥、湿等有形实邪，则又不可拘执不化、应酌情配合化痰、消食、活血等法施治，以免贻误病机。

第3天
应酬带来的痛苦—中焦病证

王先生，干销售工作，平时应酬比较多，经常出差或者外出吃饭，饮酒过量，而且又喜欢吃肥甘厚味的东西。平时没有时间查体，偶感胁痛也没有注意。最近一段时间，胁痛腹胀的感觉加重，不像以前那么爱吃偏油的食物了，而且总是感觉劳累，烦躁易怒，巩膜颜色变得有点黄，小便也比平时要黄。去医院之后，大夫让其化验了乙肝病毒，诊断为大三阳。在中医看来，王先生所患的乙肝，当属于中焦温病的范畴。那中焦病证到底是怎么一回事呢？下面我们将详细介绍一下中焦辨证。

1. 中焦病证证候

中焦病证，是指温病自上焦开始，顺传至中焦，表现出的脾胃证候。若邪从燥化，或为无形热盛，或为有形热结，表现出阳明失润，燥热伤阴的证候。若邪从湿化，郁阻脾胃，气机升降不利，则表现出湿温病证。因此，在证候上有胃燥伤阴与脾经湿热的区别。

（1）胃燥伤阴证：指病入中焦，邪从燥化，出现阳明燥热的证候。临床表现为身热面赤，腹满便秘，口干咽燥，唇裂舌焦，苔黄或焦燥，脉象沉涩。阳热上炎，则身热面赤。燥热内盛，热迫津伤，胃失所润，则见身热腹满便秘，口干咽燥，唇裂苔黄或焦燥。气机不畅，津液难于输布，故脉沉涩。本证病机与临床表现和六经辨证中的阳明病证基本相同。但本证为感受温邪，传变快，人体阴液消耗较多。

（2）脾经湿热证：指湿温之邪，郁阻太阴脾经而致的证候。临床表现为面色淡黄，头身重痛，汗出热不解，身热不扬，小便不利，大便不爽或溏泄，苔黄滑腻，脉细而濡数，或见胸腹等处出现白痦。太阴湿热，热在湿中，郁蒸于上，则面色淡黄，头重身痛。湿热缠绵不易分解，故汗出热不解，湿热困郁，阻滞中焦，脾运不健，气失通畅，故小便不利，大便不爽或溏泄。湿性黏滞，湿热之邪留恋气分不解，郁蒸肌表，则见身热不扬，白痦透露，苔黄滑腻，脉细而濡数，均为湿热郁蒸之象。

2. 中焦湿热证

当今社会，生活和工作节奏快，食谱的改变，以及生活方式的改变，中焦湿热证则最为常见。

中焦湿热证的治疗，应采用燥湿清热之法祛除湿热邪气，用药宜轻疏灵动，忌守中。在用芳香化湿、宣降肺气的同时，更用陈皮、半夏、厚朴、木香、大腹皮、白豆蔻、草豆蔻、煨姜、黄连等辛开于中，调整脾胃功能，使之恢复升降平衡，正如吴鞠通云："治中焦如衡，非平不安"。

因中焦湿热证有三种不同类型，具体区别如下。

（1）湿重于热：身体重楚，脘痞不饥，口淡不渴，大便溏滞不爽，或胸腹部发白，舌体胖，有齿印，舌苔白腻，脉濡或濡缓等。此为湿浊困阻，脾失健运，热蕴于中，治宜辛温开郁，苦温燥湿法。即以辛温之品开其湿郁，宣畅气机，以苦温之药燥湿降浊，辛开苦降，行气燥湿，湿祛则热亦去。代表方剂如加减正气散或三仁汤。

（2）湿热并重：湿郁而热蒸，湿热胶结的一类证候。其临床特点有身热心烦，脘痞腹胀，恶心呕吐，大便溏薄，色黄气臭，汗出热不解，舌苔黄腻，脉濡数等。治宜燥湿与清热并举，代表方剂如连朴饮或黄芩滑石汤，常用辛温、苦温、苦寒之药相配伍，以达燥湿清热之目的。

（3）热重于湿：高热，心烦口渴，脘闷身重，舌质红，苔黄腻而干，脉濡数或洪大等。治疗重在清热，兼以祛湿。明代张景岳认为：湿热之病，宜清宜利，热去湿亦去，热甚者以清火为主，佐以分利。选用寒凉清热与燥湿或利湿药物相配，使热清湿祛而病除。代表方剂如白虎加苍术汤。

中焦湿热证是湿热蕴结于中焦的一类病证，如湿温、黄疸、痢疾、胃脘痛、泄泻等，在辨证论治、遣方用药时，除辨别湿与热孰多孰少之外，还应根据病势的轻重、兼症的不同，辨病论治，随症加减。同时应避免居于湿热之处，并重视饮食调养。湿热之病可由饮食不当而生，又可由饮食失常而生变证或愈而复发。所以，患者应慎饮食、节口味、戒酒、忌辛辣、切勿贪凉饮或过食生冷等；应以稀薄饮食，或流质，少油腻，无刺激性，易于消化、吸收的食物为主，少量多餐，切忌过饱，以防反复或变生他证。

第4天

下焦蓄血证引起的精神错乱

小王一个月前因精神刺激，适逢流感发热，热退后，月经突然停止，继则少腹坚满，腹部隆起，逐渐增大，心烦，晚上加重，做梦说梦话很严重，时有精神错乱，但是深睡如常人。几天过后，病情日渐加重，夜则哭笑无常，狂语妄言。全家惊慌，去中医院院就诊。大夫诊断为下焦蓄血证。那么下面我们将详细介绍下焦病证。

1. 下焦病证

下焦病证是指温邪久留不退，劫灼下焦阴精，肝肾受损而出现的肝肾阴虚证候。临床表现为身热面赤、手足心热甚于手足背，口干，舌燥，神倦耳聋，脉象虚大；或手足蠕动，神倦脉虚，舌绛少苔，甚或时时欲脱。温病后期，病邪深入下焦，真阴耗损，虚热内扰，则见身热面赤、手足心热甚于手足背、口干、舌燥等阴虚内热之象。阴精亏损，神失所养则神倦。阴精不得上荣清窍则耳聋，肝为刚脏，属风木而主筋，赖肾水以涵养。真阴被灼，水亏木旺。筋失所养而拘挛则出现手脚蠕动甚或痉挛。阴虚水亏，虚风内扰则心中憺憺大动。至于脉虚，舌绛苔少，甚或欲脱，均为阴精耗竭之虚象。

2. 下焦蓄血证

下焦病证虽以肝肾为核心，但下焦病证不仅指肝肾病变，吴鞠通曾说："下焦，肝与肾也"。这虽然指出了温病下焦病证主要在肝、肾二脏，但若按脏腑在躯干的部位划分，下焦的脏腑除肝肾外，还包括膀胱、胞宫、部分肠道在内。以《温病条辨·下焦》的内容来看，除了列有许多肝肾病证外，还有下焦蓄血、热入血室、饮邪伏下、阳虚湿阻、湿浊闭下、久痢滑脱及某些疟病等病证。

以温病下焦蓄血证为例，临床见证为：夜热昼凉，少腹坚满，按之疼痛，小便自利，便结或大便色黑，神志如狂，或清或乱，口干漱水而不欲咽，舌绛紫色暗或有瘀斑，脉沉实而涩。其辨证关键在于少腹坚满疼痛，舌有瘀斑，脉沉实。血瘀于里，是本证的基本特点，以小便自利为本证辨证的着眼点，是确定血蓄下焦的关键。

然而，下焦蓄血只是一个总概念，并不是具体的定位，因为下焦有肝、肾、肠、膀胱、胞宫之不同，还应根据临床表现具体分析，以确定蓄血之部位。如见大便色黑而小便自利，其病则不在膀胱而在大肠；如见大便色正常，而小便赤涩疼痛，则其结不在大肠而可能在小肠或膀胱；如见妇女月经忽止而少腹坚满疼痛，则结在血室。如《灵枢·营卫生会》篇曰："下焦者，别回肠，注于膀胱而渗入焉。故水谷者常并居于胃中，成糟粕而俱下于大肠，成为下焦。渗而俱下，济之泌别汁，循下焦而渗入膀胱焉"。总之，由于这些脏腑、器官都处于下焦，病理都属于热与血结，故可总称为下焦蓄血证。

3. 治法

因下焦肝肾阴亏为主要病理，吴氏提出"治下焦如权，非重不沉"。其"重"有广义、狭义之分，狭义之"重"针对下焦肝肾阴伤，阴血亏乏而制定的。选用重浊滋腻之品如胶、地、麦等，填补肝血肾阴。广义之"重"病在下焦又当视病情之轻重应用滋补肝肾之剂，稍轻者用三甲复脉汤，次则用复脉汤，重者用定风珠，因病势较急，故皆用汤。

吴氏还强调应根据邪正盛衰来选方用药，如"壮火尚盛者，不得用定风、复脉"，"邪少虚多者，不得用黄连阿胶"，"阴虚欲痉者，不得用青蒿鳖甲汤"。判断肾阴耗损的程度及存亡十分重要，如吴氏说"温病死状百端，大纲不越五条……在下焦无非热邪深入，消烁津液，涸尽而死也"。

第5天
湿热病与温热病的区别

吴鞠通在《温病条辨》说："温病者，有风温、有温热、有温疫、有温毒、有暑温、有湿温、有秋燥、有冬温、有温疟"共九种。湿热病与温热病的鉴别比较主要从发生原因、病理变化、感邪途径、侵犯部位、传变规律和治疗方法等方面进行。

1. 发生原因

温热病的病因是温邪，包括了风热病邪、暑热病邪、温热病邪、燥热病邪以及伏寒化温、温毒和疠气等。湿热病的病因乃"湿热之邪"，且单纯的外湿不能致病，必须要有内湿为基础，薛雪氏说："太阴内伤，湿饮停聚，客邪再至，内外相引，故病湿热"，是先有内湿，复感客湿，内伤外感，内外相合而致病。病因都是温邪，只是两者的着眼点大小不同而已。

2. 病理变化

关于温热病的病理变化，叶氏曰："大凡看法，卫之后方言气，营之后方言血。"提出了卫气营血的病理变化模式。关于湿热病的病理变化，薛雪氏也进行了分析：湿遏卫阳、湿在表分、湿在肌肉等邪在卫表和湿热伤肺、湿热阻遏膜原、湿伏中焦、湿滞阳明、湿流下焦等邪在气分以及邪灼心包、营血已耗、邪陷营分、上下失血等湿热化燥化火入营动血的病理变化。

3. 感邪途径

对于温热病的感邪途径，用叶天士的话概括为："温邪上受，首先犯肺，逆传心包"。对于湿热病的感邪途径，薛氏认为："湿热之邪，从表伤者，十之一二，由口鼻入者，十之八九。"又谓："邪由上受，直趋中道，故病多归膜原。"并进一步解释说："膜原者，外通肌肉，内近胃腑，即三焦之门户，实一身之半表半里也"。所谓"上受"仍是指从"口鼻"而入。由此可见，薛氏认为湿热病邪由表入里者少见，而多从口鼻而入，困阻中焦脾胃。

4. 侵犯部位

温病病邪从口鼻而入，伤于心肺。而湿热病邪虽然也从口鼻而入，但所伤脏腑则主要在脾与胃。

5. 诊断方面

湿热病的发病季节以夏秋为多。主症为身热不扬，身重体倦、胸脘痞闷、呕恶、渴不欲饮、舌苔腻、脉濡数。头昏心烦，或表情淡漠，或胁痛胀满，或腹痛泄痢，或腰痛尿频急。而温热病起病一般先见恶寒、发热、脉浮的表证，此称为卫分证；进一步发展，出现高热、腹满、便秘、脉洪大等里证、热证、实证，称为气分证；再进一步发展，则出现神昏谵语或多种出血症状，称为营分病或血分病。

6. 治法

对于温热病的治疗，叶氏提出了"在卫汗之可也，到气才可清气，入营犹可透热转气，入血就恐耗血动血，直须凉血散血"的温病治疗大法。而湿热病的治疗方法则根据邪在卫表、邪在气分和邪在营血的不同情况而确立。如邪在卫表的"汗解，此不微汗之，病必不除"。邪在气分的湿滞阳明用辛开，湿渐化热用辛泄以及热邪半结肠胃的仿承气微下之，阳明之邪仍假阳明为出路等。又如湿热化燥化火入营动血的清热救阴和凉血解毒等。

为了让大家更具体形象地学习湿热病和温热病的不同，特为大家列举了一些病例，以供大家学习。

【病例1】温热病例：官某，男，3岁11个月，1998年3月20日初诊。代诉：半个月前因感寒后出现发热、咽痛、流涕伴干咳，求诊于当地多间医院，曾用先锋霉素Ⅴ及地塞米松静滴或加服泰诺、百服宁、小儿APC片等，热暂退而旋即复起，体温波动在38.5℃~39.3℃。近10天来患儿烦躁少眠，腹痛，大便秘结，3~5天1行，小便短涩。查体：T 40.5℃，咽红，扁桃体肿大，双肺呼吸音粗，气促，无啰音，上腹拒按，四肢厥冷，舌质红、苔黄厚干，指纹色青紫、达气关，脉滑数。血常规：WBC $14.0 \times 10^9/L$，N 0.72，L 0.28。诊为风温（卫气同病）。治以宣肺透表，泄热攻下。处方：薄荷（后下）、苦杏仁（打）、大黄各6 g，知母、金银花、栝楼仁（打）、竹叶、青蒿各10 g，鱼腥草、石膏、粳米各15 g，细辛（后下）2 g，甘草3 g。2剂。每天1剂，水煎，分3次服。忌食辛辣滞腻之品。（摘自《新中医》）

【病例2】湿热病例：男，59岁，主诉：本人劳动时间多在水中作业，自1997年春发病以来，求过医师多位，口服中西药物甚多至现在蹲下困难。于2000年12月20日求治。就诊时，舌淡红苔白腻，脉濡细软，腘关节、手指关节酸痛，夜甚，食欲不振，头重时痛、四肢无力，观察患者满月脸，皮肤稍有摩擦即生红斑，全身时痒发作不可忍。患者证属湿热蕴结关节、经络，影响气血。处方：黄柏10g，苍术10g，薏苡仁20g，牛膝20g，黄芪30g，木瓜15g，桂枝12g，白芍20g，甘草5g，秦艽10g，黄芩8g，桑枝20g，5剂水煎服，每天1剂。（摘自《中华医学研究杂志》2006年第2期）

【病例3】湿热病例：男，45岁，农民，于2001年6月21日就诊，病人油光垢满面，口呼出臭秽味，头重时痛，颈项酸痛，臀部酸痛，右腿肌肉至下肢酸痛，右大腿皮肤轻轻用手抹过去就痛，脉濡，舌红，舌苔中部黄腻，舌根部白腻，证属热盛湿阻气分。处方：黄柏10g，苍术10g，牛膝15g，薏苡仁30g，川芎10g，草果8g，当归8g，姜黄10g，山栀子10g，木瓜15g，防己10g，甘草5g，5剂水煎服。5天后复诊，面油光垢减轻多，其他酸痛症状消失，在上方加蚕沙8g，再5剂水煎服而愈。（摘自《中华医学研究杂志》2006年第2期）

爱黏人的湿热病

到了夏天，随着气温的升高，空气湿度的加大，体质较差的小康同学又被湿疹缠身了，这已经不是他第一年得湿疹了。开始全身红色丘疹伴水疱，内服外抹的抗过敏的西药都使用了，但是仍然时好时坏，慢慢地皮损变成暗红色，表面还有鳞屑，折腾了两三个月，最后他只能去求助中医，大夫说他是湿热病。那么这么爱黏人的湿热病到底是什么样的病证呢？下面我们将为大家具体介绍一下湿热病。

湿热病，一作湿温，见于《温热经纬·薛生白湿热病》。一年四季内均可发生，以夏秋为多见。临床以始恶寒，后但热，汗出胸痞，舌白，口渴不引饮为提纲。其病因感受湿热之邪而发，故名。湿热病是由湿热二邪合而致病。湿与热相互裹结，湿处热外，热蕴湿中，如油入面，难解难分。湿邪之性黏滞，难以速解，而有形之湿不祛，无形之热则蕴于湿中不得透解，湿愈滞则热愈郁，热愈蒸则湿愈黏，故使病情迁延时日，缠绵难愈。其病机演变过程，与温热病相比，其转化过程既不鲜明，也相对和缓漫长。

1. 湿热病的演化传变

（1）初起过程卫气同病：湿热病邪多由口鼻而入，由肌表而伤者仅占少数。其邪气虽由表而入，但湿热熏蒸，弥漫表里，直趋中焦而犯脾胃，往往初起即呈现卫气同病，表里同病。临床既有外邪束表，开合失司之象，如头痛、恶寒、发热等；又有邪困中焦，内伤脾胃之候，如纳呆脘痞、呕恶胸闷、舌苔厚腻等。但卫表见症往往比较短暂，可经治疗而解，也可随着气分湿热证的加重而消失。总之，湿热病初起虽是卫气表里同病，但其病变重心却偏于里，故治疗应侧重于宣化而不应侧重于散结。

（2）湿热之邪留踞气分：表解之后，由于湿邪重浊黏腻，变化缓慢，所以一般会在气分留恋较长时间。湿热羁留气分，多以脾胃为病变重心，兼有以胆、肠、膀胱为主的临床症状。湿热蕴郁脾胃，一般先见湿重于热之象，然后逐渐向湿热并重、热重于湿演化。

至于湿热的程度轻重和演化过程的快慢，则随个体体质状态而异。其人中气偏虚者，邪多从湿化，病多在脾，且多为湿重于热型；中气较实者，邪多从热化，病多在胃，且多为湿热并重或热重于湿型。湿重热轻者，化热过程较长；湿热并重或热重湿轻者，其化热过程相对较短。只有经过较长时间的蕴蒸、演化阶段，才能步入化燥伤阴、入腑成实，或内传营血的演变轨道。

湿热蕴郁气分，虽以滞阻脾胃为多，但也有累及少阳、弥漫三焦、蕴郁成毒、郁蒸肌表，或上蒙清窍等多种变化，更有以胆、肠或膀胱见症为主的证候表现。证型变化虽多，但总不离气分。湿热病经过治疗，虽能有所减轻，但因湿热缠绵，难于一治而愈，往往需要经过多次反复，才能最终化解，这也是造成湿热病在气分留恋时间较长的主要原因。

（3）后期有湿从燥化和湿从寒化两种转归：病变过程较平稳者，湿热之邪可长时间逗留于气分，经过治疗，直至逐渐化解。大病消退后，虽有胃气未醒，或脾不健运等证候表现，但经过适当调治，多可逐渐恢复如常。

体质为中阳偏旺者，可有邪从"燥化"的变证，即湿邪逐渐消退，热势转盛，出现化燥伤阴之变。湿热病化热化燥，既可入腑呈阳明腑实证；亦可内传营血，导致血热蒸腾，心神扰乱；或血热妄行，出现出血、昏谵等症。其病理变化基本上与温热类疾病相同，但有两点值得注意：湿热燥化是"渐变"过程，所以既要强调防患未然，尽量避免或减缓营血之变所致的危害，又要注意详查是否有余湿未尽的表现，以免妄用阴柔滋腻之品，造成病情的复杂化。

湿热病以脾胃为病变重心，故以肠络损伤、大便下血为多见，因此应对出血过多，气随血脱的凶险变化早做防备。体质为中阳偏虚者，又有病从"寒化"的可能，即湿热病邪从阴而化，以致寒湿困脾或湿盛阳微之变。湿为阴浊之邪，不仅能困阻脾胃，而且能郁遏阳气。困郁过久，阳不为用，则易导致病从寒化而成寒湿之证，或中寒脾虚，或脾肾并虚，或下焦虚寒等。病从寒化的结果，多与体质状态有关，也有些是与用药不当有关，故凡湿重热轻之候，寒凉药物应该慎用。一旦从阴化寒，则属内科杂病范畴。这也是湿热病不同于其他温病的一种独特病理机转。

2. 湿热病的症状

（1）发热：湿热病发病初起有恶寒，同时出现发热，其发热特点为身热不扬（发热而皮肤初按不觉灼手，四肢末端反觉凉），渐渐发热加重，变为午后热甚或稽留不退，而恶寒表证一般随之消失。湿热病病人，在发热之时，亦见出汗，但不同的是汗出不透，往往汗出而发热不退。通常发热病人多伴口渴或口渴喜冷饮，但湿热病病人发热却不口渴，或渴不多饮，或渴喜热饮。湿热病病人颜面黄滞或晦暗，与其他发热病人的颜面红赤、气喘吁吁亦有明显不同。

（2）起病缓慢，头身沉重而乏力：夏季的流感、伤寒初期属于湿热病，均有明显的全身沉重乏力感和头部沉重闷胀感，中医称为"首如裹""身重着"。

（3）脾胃症状：湿热病中期多见明显的脾胃症状。如恶心呕吐、脘腹胀满、不思饮食，或不知饥饿等。

（4）大便失常：多见大便溏软不成形，或见排便不爽，里急后重，大便挟黏液脓血等。

（5）尿失常：湿热病病人可出现尿急、尿频、尿痛等尿道刺激症状及尿黄、尿浊等变化。

（6）浮肿：颜面与肢体均可有不同程度的浮肿，或晨起眼睑浮肿，或午后下肢（踝关节处）浮肿，或可自行消退。

3. 治法

当从"湿热互结"这个角度着手，以"祛湿"与"清热"两大法则为主。然而湿与热合，热在湿中，湿不去则热不清，所以治疗的重点在于祛湿法。祛湿的目的，就在于把热从湿中分离出来，使湿与热不再胶结不散。由于湿热病病程的不同阶段和病变部位的不同，采用祛湿法还须按照湿热病的不同阶段和正邪交争所引起的不同证候，分别采用辛温宣透、芳香化湿法；辛温开郁、苦温燥湿法；化浊利湿、清解湿热法；淡渗去湿、清利下焦法4种祛湿法，方能达到湿去热清的效果。针对湿热病的病机特点，各有侧重，以利提高疗效。

表 1 清热祛湿法的辨证运用

方法	证候	表现	方药
辛温宣透、芳香化湿	湿热在表	身热不扬，午后热甚状若阴虚，头重昏蒙体重身痛，胸闷不饥脉象濡缓，舌苔白腻脘腹痞闷	三仁汤
辛温开郁、苦温燥湿	湿热郁遏中焦气分，湿重于热	口渴喜热饮，大便稀溏不爽，或挟有黏液脓血，舌苔厚腻或滑腻，脉象濡而不数	平胃散加藿香、佩兰、大腹皮、广木香、草豆蔻、槟榔
化浊利湿、清解湿热	中焦湿热并重或热重于湿	发热较盛，口渴欲饮，大便不爽或肛门灼热，小便短赤，舌苔黄腻，脉濡数或弦滑数	王氏连朴饮，甘露消毒丹，白虎加苍术汤 常用药物为茵陈、滑石、射干、连翘、黄连、石菖蒲、栀子
淡渗去湿、清利下焦	下焦湿热	膀胱、大小肠的水液代谢障碍和饮食传化功能的失常	八正散加白头翁、黄柏、秦皮、赤小豆

第*7*天

从"烟熏妆"谈湿热病

　　湿与热本来是两种性质不同的病邪。湿为阴邪，其性重浊黏腻；热为阳邪，最易伤阴耗液。而在湿热病证中湿与热胶结在一块，湿中有热，热中有湿，如油裹面，就构成了湿热病证的特殊性。

1. 湿热质特征

　　（1）主要特征：湿热内蕴，面垢油光、口苦、苔黄腻。

　　（2）常见表现：面垢油光，易生痤疮，口苦口干，身重困倦，大便黏滞不畅或燥结，小便短黄，男性易阴囊潮湿，女性易带下增多，舌质偏红，苔黄腻，脉滑数。

　　（3）中医描述：其状面色深黄，润而有光，唇色红紫而不枯燥，舌质红，舌液多，舌苔厚腻而黄，或罩深黑色于上，大便时溏时结，而深黄气臭，小便黄，此据也。我们给这种特殊面容起了个很现代通俗的名字"烟熏妆"。

2. "烟熏妆"人群特点

　　日常生活中痰湿体质和肥胖的人群最容易出现"烟熏妆"。体胖，脸上油多，眼泡肿，脚步声大，屁股坐下去就不爱起来。不喜欢喝水。喝多了水，就会不舒服，腹胀、面部虚胖、手脚肿胀、体重增加、大便不畅。长期小便混浊、起泡沫。出汗两极分化，要不就明显少汗无汗，要不就出汗过多。行动缓慢迟钝、胸闷、头昏脑胀、嗜睡、赖床、喜欢睡回笼觉。大便燥结或者黏滞不爽，并且异味大。月经量少甚至闭经。只要有这些表现，基本上都是痰湿体质。

3. 调理食物及生活习惯

　　（1）药食同源类：茯苓、陈皮、薏米仁、花椒：茯苓淡渗利湿，健脾利尿；陈皮理气降逆、调中开胃、燥湿化痰；花椒芳香健胃、温中散寒、除湿止痛、杀虫解毒、止痒解腥；薏米仁利湿健脾、舒筋除痹、清热排脓。

　　（2）蔬菜：可选食香菇、萝卜、胡萝卜、西红柿、南瓜、黄豆芽及包菜等叶菜。另外还应适当吃些温阳利湿化痰的蔬菜，比如姜、葱、蒜、韭菜、洋葱、辣椒、紫菜、海带、海蜇等，这些都具有除湿利水、化痰散结、止渴、养脾益肾等功效。

（3）水果：要多吃点偏温健脾益肾的低糖水果或干果，注意不要吃甜度高的水果。酸性食物会加重体内痰湿，痰湿体质的人应少吃酸性的、寒凉的、腻滞的和生涩的东西，特别要少吃酸性的食物。

（4）不要吃夜宵，一定要吃早餐。越不吃早餐湿气越重，吃早餐是改善痰湿体质、减肥的第一步。姜是痰湿体质者的宝贝。痰湿体质者可适当多吃姜。潮湿天气、早上起床吃生姜较好；天气干燥、晚上睡觉前吃生姜不好。可以做姜茶，把姜片、红糖、枣片一起煮，不用煮太久，然后放在保温杯里，带到单位去，上班的时候随时喝。这种红糖姜茶特别适合女性朋友。痰湿体质的人夏天坚持喝一段时间红糖姜茶，情绪会平稳很多。因为喝姜茶，人会发汗，只要发汗，人体就会通透，情绪就会稳定。痰湿体质者常喝红糖姜茶，耐热能力也会提高很多，同时肤色也会润泽有光。

辨证与中医养生

第*1*天
你了解自己的体质吗？

我们每个人的生命都源于父母，生存于环境和自我耕耘所形成的土壤上，不同的土壤带给我们不同的生命体验，呵护生命、关注健康、养生保健，就要先了解、关注自己的体质。体质决定了我们的健康，决定了对疾病的易感性，也决定了得病后对治疗的反应和预后转归。关爱体质、调整体质，可以减少易发某类疾病的倾向，可以预防疾病的发生，可以治未病。中医学历来强调治病应因人制宜，认为人生来就"有刚有柔，有强有弱，有短有长，有阴有阳"。

体质是指在人的生命过程中，在先天禀赋和先天获得的基础上，在其生长发育和衰老过程中逐渐形成的与自然、社会环境相适应的形态、心理及生理功能上相对稳定的特征。体质包含"形"和"神"两大部分。"形"主要是形态结构，比如肌肉、骨骼、五脏、五官、皮肤、毛发、血脉等，也就是人体看得见、摸得着的有形的部分。"神"包括功能活动、物质代谢过程、性格心理精神，比如心跳、呼吸、吸收、消化、排泄、水谷营养在体内吸收利用转化排泄、性格特点、精神活动、情绪反应、睡眠等。

著名中医学家王琦教授将人的体质分为9种，下面我们将具体介绍常见的中医体质类型以及调养方法。

1. 平和质

（1）体质特点：平和体质是一种身体和谐、自稳能力强的体质。这种体质的人形体匀称健壮，面色、肤色润泽，目光有神，头发稠密有光泽，唇色红润，精力充沛，不易疲劳，耐受寒热，睡眠安和，二便正常。通常表现为情绪稳定，性格随和开朗，生活规律，对自然环境、社会环境及气候的变化适应能力比较强。

（2）患病倾向：平和质的人平时患病较少，即使患病，对治疗的反应也较敏感，痊愈快，自我康复能力强。

（3）调养方法：这种体质的人不需药物调养。注意摄生保养，饮食有节，劳逸结合，生活规律，坚持锻炼。保持清净立志、开朗乐观、心理平衡。

2. 气虚质

（1）体质特点：气虚体质的人肌肉松软不实，性格内向，不喜冒险。平素气短懒言，语音低怯，精神不振，肢体容易疲乏。常常表现为：面色萎黄或淡白，目光少神，易出汗，口淡，唇色少华，头晕，健忘，舌淡红、胖嫩，边有齿痕，脉象虚缓，大便正常，或虽便秘但不结硬，或大便不成形，便后仍觉未尽，小便正常或偏多。对外界环境适应能力较差，不耐受风、寒、暑、湿邪，平素体质虚弱。

（2）患病倾向：易患感冒、哮喘、眩晕及内脏下垂、虚劳等，病后康复较慢。

（3）调养方法：这种体质的人起居宜柔缓，不宜做剧烈运动，应坚持散步、慢跑、打太极、五禽戏等体育锻炼；环境起居夏当避暑，冬当避寒，以防感冒；常食益气健脾食物，如粳米、糯米、小米、大麦、山药、土豆、大枣、香菇、鸡肉、鹅肉、兔肉、鹌鹑、牛肉、青鱼、鲢鱼，少吃耗气食物如生萝卜、空心菜等。精神应清净养藏，不躁动，少思虑。

3. 阳虚质

（1）体质特点：阳虚体质是一种火力不足，畏寒怕冷的体质。这种体质的人肌肉松软不实，喜暖怕凉，性格多沉静、内向，或整日精神不振、消沉，耐春夏不耐秋冬，易感风、寒、湿邪。常常表现为：畏寒怕冷，手足不温，喜热饮食，精神不振，睡眠偏多，面色苍白，口唇色淡，易出汗，舌淡胖嫩边有齿痕，苔润，脉象沉迟，大便溏薄，小便清长。

（2）患病倾向：易患痰饮、肿胀、泄泻、阳痿、惊悸等病证。

（3）调养方法：这种体质的人应夏不露宿室外，眠不直吹电扇及空调，冬天避免在大风、大雪及空气污染的环境中锻炼。宜做舒缓柔和，如散步、慢跑、太极拳、五禽戏、八段锦等运动，夏季多进行日光浴。多食羊肉、狗肉、鹿肉、鸡肉，少吃西瓜等生冷食物。要善于调节自己的情感，去忧伤、防惊恐、消除不良情绪的影响，保持轻松愉悦的心情。

4. 阴虚质

（1）体质特点：阴虚体质的人体形多偏瘦，性情急躁，性格多外向好动、活泼，耐冬不耐夏，不耐受暑、热、燥邪。常常表现为：心烦易怒，口燥咽干，渴喜冷饮，手足心热，面色潮红，有烘热感，面目干涩，皮肤偏干，易生皱纹，眩晕耳鸣，舌红少津少苔，大便干燥，小便短，脉象细弦或数。

（2）患病倾向：易患咳嗽、消渴、闭经、内伤发热等病证。

（3）调养方法：这种体质的人夏应避暑，冬要养阴，居室应保持安静，生活要规律，遇事要冷静沉着，少参加争夺胜负的文娱活动，不熬夜，不做剧烈运动，宜做动静结合的运动项目，如打太极拳、练八段锦等，并注意节制性生活。饮食宜多食梨、百合、银耳、木瓜、菠菜、无花果、冰糖、茼蒿等甘凉滋润食物，喝沙参粥、百合粥、枸杞粥、桑葚粥、山药粥，少吃葱、姜、蒜、辣椒等辛辣燥烈品。

5. 痰湿质

（1）体质特点：痰湿体质的人体形多肥胖，腹部多肥满松软，性格温和，善于忍耐，但对梅雨季节及潮湿环境适应能力较差。常常表现为：面部皮肤油脂较多，汗多且发黏，面色黄胖而黯，口中黏腻或有甜味，喜食甜黏或油腻之品，神倦乏力、懒动、思睡，身重不爽，或胸闷，痰多，四肢浮肿，平素舌体胖大，舌苔白腻，脉滑，大便正常或不成形，小便不多或微混。

（2）患病倾向：易患消渴、中风、眩晕、胸痹、咳喘、痛风、痰饮等病证。

（3）调养方法：这种体质的人应远离潮湿，多参加各种户外活动，多听轻松音乐，以动养神。最好长期坚持体育锻炼，如散步、慢跑、球类、游泳、八段锦、五禽戏，以及各种舞蹈，活动量应逐渐增强，让疏松的皮肉逐渐结实致密。气功方面，以动桩功、保健功、长寿功为宜，加强运气功法。饮食要少食甜黏油腻之品，少喝酒，多食健脾利湿、化痰祛湿的清淡食物，如白萝卜、葱、姜、白果、红小豆等。

6. 湿热质

（1）体质特点：湿热质的人形体中等或偏瘦，面垢油光，易生痤疮，对夏末秋初湿热气候较难适应，容易心烦急躁。常常表现为：口苦口干，身重困倦，心烦懈怠，大便黏滞不畅或干结，小便赤黄，男性易阴囊潮湿，女性易白带增多，舌质偏红，舌苔黄腻，脉滑数。

（2）患病倾向：易患疮疖、黄疸、热淋、血衄、带下等病证。

（3）调养方法：这种体质的人居住环境宜干燥通风，放松身心，避免熬夜过劳。坚持高强度大运动量锻炼，如中长跑、游泳、爬山、球类等。多吃西红柿、草莓、黄瓜、绿豆、芹菜、薏米、苦瓜等食物，多饮石竹茶，少喝酒，少吃葱、姜、蒜、辣椒等辛辣燥烈品。

7. 血瘀质

（1）体质特点：血瘀质的人胖瘦均见，瘦人居多，性格内郁，心情不快易烦，急躁健忘，耐受寒冷气候。常常表现为：烦躁，肤色晦黯、面部色素沉着，容易出现瘀斑，易患疼痛，口唇色暗，眼圈暗黑，肌肤干或甲错，妇女则痛经或经闭，舌紫暗或有瘀点，舌下静脉曲张，脉象细涩或结代。

（2）患病倾向：眩晕、胸痹、中风、癥瘕病变，常有出血倾向。

（3）调养方法：这种体质的人居住环境宜温不宜凉，作息要规律，睡眠要充足，精神要愉悦。多做一些有益于心脏血脉的活动，如舞蹈、太极拳、八段锦、保健按摩等。饮食要常食红糖、丝瓜、玫瑰花、月季花、酒、桃仁等活血化瘀的食品，酒可少量常饮，醋可多吃，宜喝山楂粥、花生粥。

8. 气郁质

（1）体质特点：气郁质的人形体消瘦，性格内向，敏感多虑，对精神刺激适应能力较差，不喜好阴雨天，情绪格外低落。常常表现为：神情抑郁，情感脆弱，烦闷不乐，急躁易怒，胸闷不舒，胸胁胀满，或走窜疼痛，多善太息，或嗳气呃逆，或喉间有异物感，或乳房、小腹胀痛，睡眠较差，食欲减退，惊悸怔忡，健忘，痰多，大便偏干，小便正常，舌淡红，苔薄白，脉象弦细。

（2）患病倾向：易患郁证、脏躁、百合病、梅核气、不寐、癫证等。

（3）调养方法：这种体质的人要主动寻找快乐，常看喜剧、励志剧，多听轻松开朗音乐，多参加社交活动。室内要常通风，装修格调要明快亮丽。多进行跑步、爬山、武术、游泳等体育活动。少饮酒，多食行气食物，如佛手、橙子、荞麦、韭菜、茴香菜、大蒜、高粱、刀豆等。

9. 特禀质

特禀质的人有先天缺陷或有与遗传相关疾病的表现。如先天性、遗传性的生理缺陷，先天性、遗传性疾病，过敏性疾病，原发性免疫缺陷等。常常表现为：哮喘、咽痒、鼻塞、喷嚏、荨麻疹等；遗传性疾病如血友病、先天愚型等；胎传性疾病如五迟（立迟、行迟、发迟、齿迟和语迟）、五软（头软、项软、手足软、肌肉软、口软）等。特禀体质的人情况较复杂，要根据相关体质特征予以调养。

第2天
补药你吃对了吗？

王大爷70多岁，身体尚好，平常喜欢喝点小酒，只是年龄大了，有点便秘，有时有点体力不支的情况，去西医院检查，心电图、B超、抽血化验未发现大毛病，听人说人参可长气力，于是去中药店买来，每天10g炖汤补益，吃到第5天突然鼻出血，头晕头胀，原先的便秘更加严重，还出现了口苦、口腔溃疡。王大爷不明白了，怎么补益身体反而出了毛病？其实这和人的体质有关。人参为补气药，性味微温，功效为大补元气，补脾益肺，生津止渴，安神益智。所以实证、热证而正气不虚的体质是不适合服用人参的。王大爷有点便秘症状，当属燥热体质，再加上平常喜欢饮些小酒，酒性辛辣助热，而人参可助热，火热上攻，就可能会出现鼻出血。因此，不同体质应该选用不同的补益方式，从而扬长避短，纠正体质中不利的一面，这样才能保证健康。

1. 根据体质选补药

（1）平和质人：补药应以平和为好，中药方剂选用四君子汤、参苓白术散等，这些药物均性平疏缓，不属填塞之物。

（2）气虚质人：常用的补气药物可选用人参、黄芪、西洋参、太子参、党参、茯苓、白术、山药、炙甘草、灵芝、五味子、大枣等。高血压者忌服人参、西洋参、五味子。

（3）阳虚质人：治当温补肾阳，常用附子、肉桂、杜仲、巴戟天、补骨脂、锁阳、阳起石等补阳药物，以及附子、肉桂、干姜等温阳祛寒药物组成方剂。

（4）阴虚质人：阴虚体质的病人比较缺乏水分，治当补其阴液，常用地黄、麦门冬、天门冬、龟板、玉竹、石斛、沙参等滋阴药和知母、黄柏等坚阴药组合成方。

（5）痰湿质人：治疗时用药当温补，可选用白术、苍术、砂仁、豆蔻之类健脾化痰药。方剂可选六君子汤、二陈汤之类。

（6）湿热质人：湿重的以化湿为主，可选用六一散、三仁汤、平胃散等；热重以清热为主，可选用连朴饮、茵陈蒿汤，甚至葛根芩连汤。在这一原则下，再根据某些特殊表现选择相应的中药，如湿疹、疔疮加野菊花、紫花地丁、苦参、白鲜皮等；关节肿痛加桂枝、忍冬藤、桑枝等；腹泻甚至痢疾加白头翁、地榆、车前子等；血尿可加小蓟草、茅根、石苇等。

2. 老年人正确选择补药

老年人是食用补药的"大军"，他们很容易听信偏方或者电视广告，有的老人甚至倾家荡产乱买各种保健品以及所谓的各种"灵丹妙药"。那么老年人该如何正确选择和食用补药呢？

（1）了解老人的不同体质：根据老人本身的阴、阳、气、血虚实情况，适当地选择不同药性的补品，正确服用。体质过虚的人不可大补，即所谓虚不受补，应以调理为主，辅以小补。体质属阳的老人，不能用温、热性的药物，否则就等同于火上加油。

（2）掌握滋补药物的性味、功效、用途、禁忌等：我国补益药物品种繁多，有补血、补气、滋阴、补肾、健脾和胃、润肺养阴等等，如人参补气，鹿茸壮阳，扁豆、红枣健脾，阿胶、首乌补血等。日常生活中，一些老人不分寒热，不管虚实，只要是补药，信手取来，随口就吃，以为凡补就百益而无一害，结果适得其反，就好像我们文章开头提到的王大爷。

（3）注意补益适时：四时气候变化，对老年人的生理功能、新陈代谢影响很大，所以补要适应季节变化。一般说春季万物回生，是户外活动的好时候，老年人应接触大自然，沐浴阳光雨露，锻炼身体为主，补是次要的。夏季天气炎热，不宜用温热之品，以清润之品为宜。秋天燥邪偏盛，以润燥为主，可以用百合、麦冬、茯苓、蜂蜜之类润肺养阴之物。冬季严寒，是进补的好时机，可根据自身情况，抓紧时令，适时进补。

3. 滋补性中药种类

一般来说，作用温和的滋补性中药对老年人最为适宜。

（1）滋补阳虚类中药：阳虚表现为畏寒怕冷、四肢无力、腰膝酸软、阳痿早泄、大便溏薄、小便频数等，可选用鹿茸及其制品、三鞭制剂、壮阳滋补类药酒等。

（2）滋补气虚类中药：气虚表现为气喘乏力、少言懒语、神疲肢软、嗜睡眩晕、不思饮食等，可选用人参及其制剂、蜂王浆、补中益气丸等。

（3）滋补血虚类中药：血虚表现为心神不宁、心悸难眠、神志萎靡、面色无华、指甲苍白等，可选用阿胶、当归及其制剂、十全大补膏（丸或酒）等。

（4）滋补阴虚类中药：阴虚表现为怕热、易怒、面颊生火、口干咽痛、大便干燥，小便短赤或黄，五心烦热，盗汗，腰酸背痛，梦遗滑精，舌质红，苔薄或光剥，脉细数等。可选用生地、麦冬、玉竹、银耳、冬虫夏草、石斛等。

第3天
怎样喝茶才更健康

中国人饮茶有着悠久的传统，自然也总结出了一套饮茶养生的方法，那就是辨体质选茶饮，这也是茶道养生的基本功之一。虽然茶的主产地都在我国的南方，但是因地区、气候等自然环境不同，制作工艺及加工过程的不同，茶性也会有所不同。

人的形体有高矮胖瘦，人的个性有柔刚，人的精神有低沉和高亢，人的先天禀赋有强弱，这些都应区别对待。一般来说，胖人多痰湿，多畏寒，多气郁；瘦人多火，多湿热，多阴虚。南方人多火，体质多偏于阴虚，多偏于湿热；北方人多寒，体质多偏于阳虚，多偏于痰湿。从生活方式来讲，吸烟者多偏湿热，多有阴火，多有痰湿；而嗜酒者则多偏于阴虚阳亢，下焦湿热。从职业来讲，脑力劳动者多好静恶动，因而体质上多外实而内虚；而体力劳动者，多好动恶静，因而在体质上多外虚而内实。在饮茶方面，有的人要讲究一些，偏嗜于某种茶，这样在长期的饮茶习惯影响下，体质也会发生变化。而有的人从不饮茶，刚开始饮茶时，则一在量上要轻，二在质上要柔，三在饮茶时间上要选择较为平和的时期。

中医在用药上有一个原则，即"寒者热之，热者寒之"，也就是说身体辨证属于寒性时，要用热性的药物治疗；而当身体辨证属于热性时，要用寒性的药物治疗。茶饮养生也可参照该原则，即阳虚体质的人，在饮茶时可适当配以补阳性质的草药；而对于阴虚体质的人，饮茶时可以配些有滋阴效果的草药；对于气虚体质的人可在喝茶的时候，配以有补气功效的材料；若是血瘀体质，饮茶时可以配些活血化瘀效果的药材；如果是痰湿体质，则可适当配以健脾利湿的药材；湿热体质的人，则需配以清热利湿效果的中药；而气郁体质的人，可适当配些疏肝理气效果好的药材。下面我们具体介绍各个体质的茶饮方。

1. 气虚体质

［方1］　红茶3g，黄芪15g。先将黄芪加水500ml煮沸5分钟，加入红茶

即可。每日 3~4 次，小儿用量酌减。

〔方 2〕 茶叶 5g，莲子 30g，冰糖 20g。先将莲子以温水浸泡数小时后，加冰糖与水炖烂；再用沸水冲泡茶叶，取茶汁和入即可饮服。每日 1 剂，不拘时服饮之。

〔方 3〕 茶叶 3g，党参 10g，红枣 10 枚。水煎代茶饮，每日 1 剂。

〔方 4〕 西洋参 6g，龙眼肉 30g，西洋参浸润、切片，与龙眼肉、白糖少许同入盆，加适量水，置沸水锅内蒸 40~50 分钟。

2. 血虚体质

〔方 1〕 红茶 2.5g，黄豆 50g，花生红衣 3g，食盐适量。将黄豆放入罐内，加清水 500ml，置文火上煮透后、留汤去豆，加入茶叶、食盐煮沸。起锅时，连茶带汤盛入碗内即可。

〔方 2〕 绿茶 6g，龙眼肉 9g。

〔方 3〕 红茶 3g，阿胶 6g。阿胶烊化，沸水冲泡。

3. 阴虚体质

〔方 1〕 茶叶 3g，麦冬 15g，滁菊花 9g，胖大海 3 枚。

〔方 2〕 绿茶 3g，西洋参 1g。

〔方 3〕 茶叶 6g，天冬 15g，麦冬 15g。

〔方 4〕 茶叶 3g，青果 15g，白菊花 10g，麦冬 10g。

〔方 5〕 绿茶 3g，莲心 3g，麦冬 12g。

4. 阳虚体质

〔方 1〕 牛奶 150g，鹿角胶 10g，蜂蜜 30g。将牛奶放入锅中加热，煮沸前即兑入鹿角胶，用小火缓慢加热。并用筷子不停搅拌，促使胶体烊化，等到鹿角胶完全烊化停火晾温，最后加入蜂蜜，搅拌均匀。上下午分 2 次服用。

〔方 2〕 红茶 3g，枸杞子 12g，淫羊藿 6g。

5. 血瘀体质

〔方 1〕 红花、绿茶各 5g。

〔方 2〕 玫瑰花、茉莉花泡茶喝。不拘时候。

6. 特禀体质

〔方 1〕 生姜 3g，薄荷 3g，核桃仁 10g，核桃仁加水 500ml 煮沸 20 分钟，放入姜片，再煮 5 分钟即可。适用于过敏性鼻炎。

〔方 2〕 大枣 10 个，蜂蜜适量。大枣去核切细，放入杯中，沸水冲泡，加蜂蜜适量即可。适用于过敏性风疹。

〔方3〕 韭菜 150g，白酒 1 盅。将韭菜洗净切段，加入白酒和水，放砂锅中煎煮成汤液即可。适用于不明原因的过敏性荨麻疹。

7. 痰湿体质

〔方1〕 姜片 3 片，红糖 20g，大枣 10 个，沸水冲泡。

8. 湿热体质

〔方1〕 西瓜 500g，玉米须 50g。玉米须洗净加水煮沸，去渣取汁。西瓜榨汁倒入，混匀，冷却后服用。

9. 气郁体质

〔方1〕 竹茹 30g，芦根 30g，生姜 3 片。水煎，代茶饮用。

〔方2〕 橘络 3g，厚朴 3g，红茶 3g，党参 6g。四味共制粗末，放入茶杯中用沸水冲泡 10 分钟即可，随饮随冲，至味淡为止。

〔方2〕 酸枣仁 10g，麦麸 30g，冰糖屑 15g。将酸枣仁炒裂口，麦麸去杂质，一起装入纱布袋，扎紧口，放入锅内，加入 300ml 水，用武火烧沸，再用文火煮 25 分钟，取出药袋，加入冰糖屑即可。

〔方3〕 玫瑰花 10g，茉莉花 10g，橘皮 10g。

虽然茶饮有利于我们的健康，但是我们还是要注意，所用药物为滋补药物时，不能同时喝过浓的茶。服用茶饮时要忌一切生、冷、油、腻的食物，以免刺激肠胃，影响药物的吸收。药量大不等于药效好，新鲜药含水分较多，药量可稍大，干燥中药水分已尽，用量应适当减小；体质强的人用量可稍大，体质弱则相反。

第 **4** 天

健康从口入—谈药膳

随着人民生活水平的日益提高，药膳正受到越来越多的人青睐。但药膳毕竟不同于普通饮食，具有药食的双重属性。因此药膳的选择必须借鉴相关医学知识，遵循药物使用原则，而只有将辨病、辨证与辨体质相结合起来才能正确使用药膳。辨证用药膳是传统饮食文化与中医结合的产物，因此药膳的使用首先要遵循中医的治则治法。辨证论治是中医的精华。它根据患者症状和体征，辨明疾病的原因、性质、部位以及邪正之间的关系来确定相应的治疗方法。

在中医看来，每一种食物都如同中药一样，具有不同的性味。在治疗疾病的过程中讲究辨证论治，其实进补药膳也要根据自身体质做到辨证施膳。中药药性有寒、凉、温、热之分，要根据不同体质或病情来科学选用。辨体质用药膳具有比药物更为广泛的运用范围，除了患有某种确切疾病的患者外，健康人（包括亚健康状态者）也可以食用药膳。对这部分人群来说，药膳要根据其体质特征进行选用。体质是在遗传性和获得性基础上表现出来的人体形态结构，生理功能和心理因素的综合，相对稳定的特征。体质的差异，决定了对某疾病的易感性以及发病之后出现不同的临床表现。药膳同药物相比，药物作用的对象是有明显临床表现的患者，而药膳则同时适用于患病或未患病的人。

1. 药膳中中药材的性味

（1）温性、热性的食疗中药：生姜、大葱、红枣、核桃、羊肉、小茴香等，具有温里、散寒、助阳的作用，可以用来治疗寒证、阴证。

（2）凉性、寒性的食疗中药：绿豆、藕、西瓜、梨、荸荠、马齿苋、菊花等，具有清热、泻火、凉血、解毒的作用，可以用来治疗热证、阳证。

（3）酸味食疗中药：乌梅、石榴等，能收敛、固涩。

（4）苦味食疗中药：苦瓜、杏仁等，能清热、降气、泻火、燥湿。

（5）甘味食疗中药：大枣、蜂蜜、饴糖，能补养、调和、缓急止痛。

（6）辛味食疗中药：生姜、大葱，有发散和行气等作用。

（7）咸味食疗中药：海藻、海带等，能软坚散结。

（8）淡味食疗中药：茯苓、薏苡仁等，能渗利小便。

2. 按体质分类服药膳

（1）平和质：宜寒温适中，不宜过于偏食寒性或热性的食物，可根据不同季节气候特点，进行饮食调养。春宜升补，多食蔬菜，如菠菜、芹菜、春笋、荠菜等轻灵宣透、清温平淡之品。夏宜清补，应选用清热解暑、清淡芳香之品，多食西瓜、番茄、菠萝等，酌情食用金银花、菊花、芦根、绿豆、冬瓜、苦瓜、黄瓜、生菜等，以清热除暑。秋季宜食用濡润滋阴之品，如沙参、麦冬、阿胶、甘草等。冬季宜温补，可选用姜、胡椒、羊肉、牛肉、狗肉等温热助阳之品。

（2）阳虚体质

［人参胡桃汤］人参 6g，胡桃肉 15g，生姜 5 片，大枣 7 枚。将人参、胡桃肉（去壳不去衣）切细，加水与生姜、大枣同用，连煎 2 次，将 2 次煎得液体混合均匀，分 2~3 次服用。

［当归生姜羊肉汤］羊肉 500g，当归 20g，生姜 30g，炖汤食用。

［韭菜炒胡桃仁］胡桃仁 50g，韭菜 200g，素炒。

［升压粥］桂枝、炙甘草、肉桂各 9g，大米 100g，白糖 25g。3 味药装入布袋扎口，与大米同入锅熬粥，熬好后加入白糖即可。

［狗肉粥］狗肉 250g，生姜 3g，粳米 100g。狗肉洗净剁成碎末，放入清水中煮沸，除去水面上泡沫，放入生姜片、粳米煮粥，成黏稠状时放盐、味精即可。

（3）阴虚体质

［莲子百合煲瘦肉］用莲子（去心）20g，百合 20g，猪瘦肉，加水适量同煲，肉熟烂后用盐调味食用。

［黄芪生地炖鳖肉］鳖肉 250g，生地黄 20g，黄芪 15g。将带裙边的鳖肉切块，加入生地黄、黄芪、葱、姜、水，炖至肉烂，加盐与味精，食肉喝汤。

［沙参玉竹老鸽汤］老鸽 2 只，沙参 20g，玉竹 20g，麦冬 15g，姜 5g。老鸽洗净去内脏，上药洗净一同放入锅中，加水适量，武火煮沸，再用文火炖至鸽肉熟烂即可。

［麦冬甘草粥］麦冬 15g，甘草 10g，大米 100g。将麦冬去心，甘草切片，与大米一起熬粥。

［冰糖燕窝粥］燕窝 10g，粳米 100g，冰糖 20g。将燕窝泡发洗净后，与

粳米同入锅熬粥，调入冰糖溶化后即可食用。

　　[芝麻粥] 芝麻 20g，粳米 50g。将芝麻炒熟，用粳米熬粥，粥成后加入芝麻调匀即可。

4. 气虚体质

　　[黄芪蒸鸡] 嫩母鸡 1 只（1000g 左右），黄芪 30g，精盐 1.5g，绍酒 15g，葱、生姜各 10g，清汤 500g，胡椒粉 2g。隔水蒸，吃肉喝汤。

　　[四君蒸鸭] 嫩鸭 1 只，党参 30g，白术 15g，茯苓 20g，调料适量。隔水蒸，吃肉喝汤。

　　[人参莲肉汤] 白人参 10g，莲子 15 枚，冰糖 30g。将白人参与去芯莲子肉放碗内，加水适量浸泡至透，再加入冰糖，置蒸锅内隔水蒸炖 1 小时左右，早晚餐服食。

　　[山药粥] 将山药 30g 和粳米 180g 一起入锅加清水适量煮粥，煮熟即可。

　　[党参黄芪粥] 党参 20g，黄芪 30g，粳米 100g。将党参、黄芪切片，入锅加水煮汁，与粳米煮成稠粥。

5. 痰湿体质

　　[山药冬瓜汤] 山药 50g，冬瓜 150g 至锅中慢火煲 30 分钟，调味后即可饮用。

　　[清茶蒸鲫鱼] 活鲫鱼 400g，绿茶 5g，将绿茶放入去内脏的鲫鱼腹中，平放鱼盘中，加猪油、绍酒、盐、汤、葱段、姜片，上旺火蒸 10 分钟。把鱼汁倒出，加热，放味精、胡椒粉拌匀，浇在鱼上即可。

　　[神仙鸭] 鸭子 1 只，大枣、莲子各 49 粒，苦杏仁 15g，人参 3g，绍酒、酱油、食盐、味精适量。隔水蒸，吃肉和汤。

　　[橘皮粥] 橘皮 15g，粳米 100g。橘皮先煮 20 分钟，去渣留汁，将粳米放入橘皮汁中煮粥，成稠状时加适量白糖。

　　[三物化痰粥] 薏苡仁 30g，炒扁豆、山楂各 15g，白糖适量。将 3 味入水煮至熟烂成粥加入白糖即可。

　　（6）湿热体质

　　[凉拌马齿苋] 采新鲜马齿苋 100g，清水洗净，切断，用少许酱油、麻油拌匀食用。

　　[泥鳅炖豆腐] 泥鳅 500g，豆腐 250g，盐 3 克，炖汤食用。

　　[荷叶莲藕炒豆芽] 莲子（水发）50g，鲜荷叶 200g，鲜藕节 100g，绿豆芽 150g，食盐、味精适量。水发莲子与鲜荷叶加水熬汤。素油烧热，入鲜藕

节（切丝）煸炒至七成熟，投莲子、绿豆芽，加入荷叶、莲子汤适量，调盐、味精至熟食。

［赤小豆粥］赤小豆 50g，粳米 150g，食盐、味精适量熬粥。

［荷叶粥］鲜荷叶 1 张，粳米 50g，冰糖 50g，新鲜荷叶洗净，放水 1000ml，煮 20 分钟，去渣留汁，用汁煮粥，粥成时放入冰糖屑。

（7）气郁体质

［菊花鸡肝汤］银耳 15g 洗净撕成小片，清水浸泡待用；菊花 10g，茉莉花 24 朵温水洗净；鸡肝 100g 洗净切薄片备用；将水烧沸，先入料酒、姜汁、食盐，随即下入银耳及鸡肝，烧沸，打去浮沫，待鸡肝熟，调味。再入菊花、茉莉花稍沸即可。

［茯苓蒸排骨］茯苓 60g，猪排骨 400g，大米 150g。将大米、茯苓、八角、花椒炒香研粉，猪排剁成段，姜切片，葱切段，将排骨放入盆中，加混合粉、盐、味精、酱油、料酒、葱姜，蒸 45 分钟即可。

［黄花木耳汤］干黄花菜 30g，黑木耳 6g，瘦猪肉 50g，土豆粉 10g。将黄花菜和黑木耳用清水泡发，瘦肉切成丝，拌土豆粉上芡。锅中加水适量，烧开后下肉丝、黄花、木耳、酱油再煮 3～5 分钟即成。

［百合炒青笋］百合 30g，青笋 200g，红椒 25g。将百合用水浸泡 3 小时洗净，青笋去皮，切成菱形片，加入姜葱爆炒即可。

［薯蓣半夏粥］山药 30g，半夏 30g，白糖适量。山药制成细末。半夏用温水浸泡，淘洗数次以去矾沫，加水煎煮 5 分钟，取汁 250ml。将半夏汁倒入山药末中拌匀，加清水适量煮 3～5 分钟，入白糖调味。每日 3 餐食用。

（8）血瘀体质

［益母草煮鸡蛋］益母草 30～60g，鸡蛋 2 个。每天 1 剂，连用 5～7 天。

［三七蒸鸡］母鸡 1 只（约 1500g），三七片 20g，姜、葱、料酒、盐各适量。隔水蒸，吃肉喝汤。

［糯米甜醋炖猪脚］把猪脚洗干净，斩块，先用开水淖一下去血水。锅中放糯米甜醋半瓶，去皮生姜若干块（不要切片）、去皮熟鸡蛋若干个、猪脚，然后加入清水。放在火上炖上三四个小时。每天可以吃 1～2 小碗，喝醋吃猪脚、鸡蛋。

［红花鱿鱼面］红花 10g，鱿鱼 50g，挂面 250g。红花洗净，鱿鱼发透洗净切片，葱切段，姜切片。锅放武火上烧油，放葱、姜爆香，下鱿鱼、红花炒香，加水适量煮熟，加盐、鸡精做成汤卤。清水煮挂面，将菜卤倒入即可。

[黑豆川芎粥] 川芎 10g 用纱布包裹，与生山楂 15g、黑豆 25g、粳米 50g 一起入水煎煮熟，加适量红糖，分次温服。

[丹参芹菜粥] 丹参 15g，芹菜 60g，粳米 150g。丹参切片，芹菜切段，葱切碎。粳米、丹参、芹菜放入锅内煮粥，加葱花、盐、鸡精搅匀即可。

[蜜饯山楂] 生山楂 500g，蜂蜜 250g。山楂洗净煮至七成熟，水将耗干时加入蜂蜜，以小火煮熟收汁即可。

（9）特禀质

[磨盘草炖肉汤] 磨盘草（全干草）30g，瘦猪肉 90g，二者共炖至肉烂为度。适用于过敏性荨麻疹。

[猪排芋头汤] 猪排骨 100g，芋头茎 40g，二者一同入锅，加清水熬汤，适用于过敏性荨麻疹。

[固表粥] 乌梅 15g，黄芪 20g，防风 10g，冬瓜皮 30g，当归 12g，放砂锅中加水慢煎成浓汁，取汁加水煮粳米 100g 成粥，加冰糖趁热食用。

[葱白百合粥] 粳米 100g，百合 30g，薄荷 6g，金荞麦 10g。粳米、百合加水煎煮 45min 左右，最后加入葱白、薄荷，调味服用。

曾在华夏中医论坛看到过一个很方便大家记忆的药粥谚语：

若要皮肤好，煮粥加红枣；若要不失眠，煮粥加白莲；

气短体虚弱，煮粥加山药；心虚气不足，桂圆煨米粥；

肠胃病腹泻，胡桃米粥炖；头昏并多汗，米粥参芪仁；

要治口中臭，荔枝与粥炖；欲清退高热，煮粥加芦根；

口渴心烦躁，粥加猕猴桃；便秘补中气，藕粥很相宜；

夏令时防暑，荷叶用粥煮；若要双目明，粥中加决明；

欲得水肿消，赤豆煮粥好；若要补虚弱，肉骨头煮粥；

欲增血小板，花生同煮烂；高血压头晕，胡萝卜粥用；

要保肝功好，杞子煮粥妙；防治足气病，糙米煮粥炖。

3. 药食配伍禁忌与忌口

（1）药物与食物配伍禁忌：一般用发汗药应禁生冷，调理脾胃药禁油腻，消肿理气药禁豆类，止咳平喘药禁鱼腥，止泻药禁瓜果。这些禁忌主要包括：猪肉反乌梅、桔梗、黄连、百合、苍术；羊肉反半夏、菖蒲，忌铜、丹砂；狗肉反商陆，忌杏仁；鲫鱼反厚朴，忌麦冬；猪血忌地黄、何首乌；猪心忌吴茱萸；鲤鱼忌朱砂；雀肉忌白术、李子；葱忌常山、地黄、何首乌、蜜；蒜忌地黄、何首乌；萝卜忌地黄、何首乌；醋忌茯苓；土茯苓、威灵仙忌茶等。

（2）食物与食物配伍禁忌：猪肉忌荞麦、鸽肉、鲫鱼、黄豆；羊肉忌醋；狗肉忌蒜；鲫鱼忌芥菜、猪肝；猪血忌黄豆；猪肝忌荞麦、豆酱、鲤鱼肠子、鱼肉；鲤鱼忌狗肉；龟肉忌苋菜、酒、果；鳝鱼忌狗肉、狗血；雀肉忌猪肝；鸭蛋忌桑葚子、李子；鸡肉忌芥末、糯米、李子；鳖肉忌猪肉、兔肉、鸭肉、苋菜、鸡蛋等。

（3）病人忌口：主要包括两类：一是某种病忌某类食物。如：肝病忌辛辣；心病忌咸；水肿忌盐；骨病忌酸甘；胆病忌油腻；寒病忌瓜果；疮疖忌鱼虾；头晕、失眠忌胡椒、辣椒、茶等。另一类是指某类病忌某种食物。如凡症见阴虚内热、痰火内盛、津液耗伤的病人，忌食姜、椒、羊肉之温燥发热饮食；凡外感未除、喉疾、目疾、疮疡、痧痘之后，当忌食芥、蒜、蟹、鸡蛋等发风动气之品；凡属湿热内盛之人，当忌食饴糖、猪肉、酪酥、米酒等助湿生热之饮食；凡中寒脾虚、大病、产后之人，西瓜、李子、田螺、蟹、蚌等积冷损之饮食当忌之；凡各种失血、痔疮、孕妇等人忌食慈菇、胡椒等动血之饮食，妊娠期禁用破血通经、剧毒、催吐及辛热、滑利之品。

冬令进补，来年打虎—谈膏方

俗话说"冬令一进补，春天可打虎"，中医认为冬季是一年四季中进补的最好季节。冬季气候严寒，自然界的动植物均处于收藏蛰伏的状态。人也同样顺应着自然界的变化，进入冬藏季节，正如《内经》所说："春生、夏长、秋收、冬藏，是气之常也；人亦应之。"又说："冬三月者为封藏。"也就是说，一到冬三月，正是养精蓄锐的大好时期。冬令进补，可达到增强体质、预防疾病、减轻慢性病症状的目的。

为什么从冬至开始进补呢？冬令一般从二十四节气中立冬日开始。整个冬天包括立冬、小雪、大雪、冬至、小寒、大寒6个节气。从立冬至立春前一段时间，或者"冬三月"即农历10、11、12月，是进补较好时段。期间又以冬至前后半月为最佳时段，因冬至日是全年白天最短，夜晚最长的一天，是人体阳气最少、阴寒最盛的一天。冬至前后半月是全年阴气最盛、阳气虚衰的时段。冬季人的皮肤肌腠比较致密，汗出较少，摄入的营养物质也容易贮藏起来，气血流动趋于缓慢，处于"冬藏"状态，此时进补，有利于把精华物质储存在体内。在冬令季节里，人的食欲比较旺盛，所以这时进补正是最好的时节。

《内经》说："藏于精者，春不病温"，即在冬令进补，能使"精气"储存于体内，到春天就不会患病。反之，如不能做到这一点，那就会"冬不藏精，春必病温"，这体现了中医预防为主的思想。

1. 膏方进补

现代研究发现，冬令进补膏方，可起到加强人体免疫功能的作用。在冬天，内服滋补膏方，强壮身体，到了来年春天，可精神抖擞、思维敏捷。

在中医理论中，膏方是一种具有高级营养滋补和治疗预防综合作用的成药。由于其具有药物浓度高，体积小，药性稳定容易贮存，便于长期服用等优点，历来颇受医家和患者的青睐。膏方是利用自然规律和人体生理特点，根据各人的体质、病情，结合辨证施治而拟定的膏滋药处方。膏方所说的

"进补"是指补充人体的营养物质，调节或改善人体的生理功能，增强机体的抗病能力，提高免疫功能。而膏方除了能"补"之外，还有治疗疾病的功能，如心血管、内分泌、呼吸系统等各种疾病。

2. 膏方组方特点

（1）重视脉案书写，辨证立法。

（2）注重体质差异，量体用药。

（3）调畅气血阴阳，以平为期。

（4）斡旋脾胃升降，以喜为补。

（5）着意通补相兼，动静结合。

3. 膏方适宜人群

（1）慢性病人：冬令季节，可以结合慢性病患者的病证，一边施补，一边治病，这样对疾病的治疗和康复作用更大。从目前临床应用膏方的情况来看，不但内科病人可以服用膏方，妇科、儿科、外科、伤骨科、五官科的病人都可以服用膏方药，气血阴阳津液虚弱的病人也都可以通过服用膏方来达到除病强身的目的。

（2）亚健康者：现代社会中青年工作生活压力和劳动强度很大（主要为精神紧张，脑力透支），同时众多的应酬，无度的烟酒嗜好，长期不足的睡眠及休息，均可造成人体的各项正常生理功能大幅度降低，抗病能力下降，从而使机体处于亚健康状态，这就非常需要适时进行全面整体的调理，膏方疗法就是最佳的选择。

（3）老年人：人体的各种功能，都将随着年龄的增长，而趋向衰退，而冬令进补，则能增强老人体质，延缓衰老。

（4）女性：脾胃主全身元气，脾胃虚弱，元气不足，就容易衰老；若脾胃正常运转能良好地吸收饮食中的营养，充分滋养全身脏器及皮肤腠理，人的抗衰老能力、生命力随之增强，脸部就会红润，皮肤就会充满光泽和弹性。

（5）儿童：根据生长需要小儿可以适当进补，尤其是反复呼吸道感染、久咳不愈、厌食、贫血等体虚的患儿宜于调补。

4. 膏方忌口

（1）阴虚体质：在临床上可见头晕眼花、口干咽燥、心烦、易于激动、失眠心悸、舌红少苔、脉象细数，在服膏方进行滋阴的同时，在饮食上应忌口：①忌食辛热的食品，如狗肉、牛肉等；在烹调作料中不放或少放姜、蒜、葱等一类调味品；至于甜味食品如巧克力及其制品更应少吃，甚至不吃，否则，轻则引起口干咽燥严重，大便燥结，重则可见出血症状。②忌食海鲜一类发物，如黄鱼、带鱼等。甲状腺功能亢进患者中不少表现为阴虚火旺的症状，在应用滋阴降火药物治疗时，食用海鲜则犹如"火上浇油"。这些病人以食淡水鱼为好。③忌食不易消化的药食。适度加入润肠之品，可以使膏方中滋阴药发挥更好作用。

（2）阳虚体质：在临床上可见全身怕冷、面色淡白无华、少气倦怠乏力、大便溏薄、小便清长、舌质淡胖、苔润滑、脉象微细迟无力，对这类病人常用补阳、温阳、壮阳等药食进行调补，应该在饮食上注意忌口：①切忌滥用温补肾阳的食品。如果在服鹿鞭、牛鞭、羊肉等药食时，应注意观察有无虚火的病理现象。否则容易助火动血，产生变症。另外，还应注意不少阳虚体质的人，脾胃虚弱，运化失常，故饮食上尚要忌用黏腻

②忌用寒性食品，如柿子、黄瓜等。阳虚体质者易生内寒，可见脘腹时感冷痛，大便稀溏，四肢欠温等。若用寒性食品，则寒象更甚，在炎热夏天，尤其应慎冷饮瓜果之品，不能图一时之快，而使阳虚体质日见虚弱，变症丛生。

③阳虚体质的人气血流行不畅，切忌服用或过多服用厚味腻滞之品，如食肉类制品，也尽可能除去油脂部分。

5. 小结

"一药一性，百病百方"。各种膏方，它们的功用各有不同，但无论哪种膏方，只可治疗一定的病证，而不能通治百病。补膏不能乱用，用错了，有害无益。对于一些阴阳俱虚、气血不足、数病同发的情况，治疗时必须仔细观察分析，谨慎选方，合理用药，以获佳效，切忌孟浪投药。

第6天
中成药你吃对了吗

现在医院、药店中成药琳琅满目，给患者治病用药带来了方便，但同时也存在一个问题，那就是很多人不会正确使用中成药。中成药也是应该辨证使用的，这样才能达到最佳治疗效果，不起毒副作用，而且不至于浪费钱财、浪费药材。目前中成药品种数约近万种，批准文号达数万个，且许多是非处方药，如何正确、合理使用，使之安全、有效、经济，已成为医生和患者共同关心的话题。

1. 辨证是前提

辨证论治是中医药理论体系的精髓。辨证是正确使用中成药的前提，是选用药物的主要依据。比如治感冒，中医将感冒分为风寒感冒、风热感冒、暑热感冒等，都对应有不同的中成药。有的患者在药店只要看见某中成药药物说明书上标明能治疗感冒，就不管三七二十一，拿来就用，结果蒙对了就会有效，蒙错了就会耽误治疗时机，甚至引起不良后果。

就拿最常见的感冒来说，风寒感冒主要症状有恶寒重、发热轻，肢体酸痛，鼻塞声重，或鼻痒打喷嚏，流涕清稀，咽痒，咳嗽，痰吐稀白，宜用九味羌活丸、感冒清热颗粒、正柴胡饮颗粒、荆防颗粒等辛温解表剂；而风热感冒主要症状有发热重，恶寒轻或微恶风，咳嗽少痰或痰出不爽，咽痛咽红，口渴，宜用银翘解毒片、羚羊感冒片、桑菊感冒片、感冒退热颗粒等辛凉解表剂。如果二者颠倒，风寒感冒用了辛凉解表剂，风热感冒用了辛温解表剂，则不但无益反而有害。暑热感冒是因受暑引起的头晕、烦闷、口渴、呕吐或腹泻，伴有发热、恶寒、头痛或全身疼痛，不思饮食等，则应该用祛暑解表剂，如藿香正气丸、保济丸、六合定中丸、十滴水等。因此依据辨证的结果确定治疗原则，如治疗表证用汗法，热证用清法，寒证用温法，虚证用补法，实证用泻法等，依此才能有的放矢选用中成药。

2. 辨病用药不能仅凭西医诊断

临床使用中成药时，可将西医辨病与中医辨证相结合，选用相应的中成药。不能仅根据西医诊断选用中成药，必须综合疾病分型、人体差异、气候变化、药物功效等诸方面因素之后才能选择药物。所以亦会出现同病异治或异病同治的现象。

如有一个老年女性患者，有冠心病史 10 余年，最近劳累后出现心悸气短明显，是胸闷，心前区疼痛不适，周身乏力，神疲倦怠，自觉手脚心发热，睡眠差，入睡困难，舌红少苔，脉细数。她跟周围邻居聊天时听说邻居也是冠心病，平常服用冠心苏和香丸效果很好，于是也自己到药店去买了一盒，谁知回去服用了几天之后，不但心慌、胸闷得更厉害了，而且觉得手脚心像火烤一样热，还出现了口干、口苦、牙龈痛等症状。无奈她忙到医院看病，中医大夫告诉她出现这些症状是因为服用的药物不对，换用黄芪生脉饮服用一段时间后症状明显减轻了。

同样是西医诊断冠心病患者，中医辨证有气滞血瘀、瘀血阻络、寒凝心脉、心气不足、气阴两虚等不同证型，应根据中医各证候表现不同对证选药。①瘀血阻络证，症见胸部刺痛，痛有定处，心悸失眠，舌质紫暗，脉沉涩，可选用地奥心血康胶囊、丹参颗粒（片）、银杏叶片、灯盏花素片等活血化瘀通络的药物治疗。②气滞血瘀证，症见胸部憋闷、刺痛、心悸失眠，舌见瘀斑，脉沉弦等，常可选用速效救心丸、复方丹参滴丸等行气活血，通络止痛的药物治疗。③寒凝心脉证，症见胸闷、心痛、形寒肢冷，舌质淡、有瘀斑，常可选用冠心苏和香丸、宽胸气雾剂等。④心气不足证，症见胸闷憋气、心前区刺痛、心悸自汗，气短乏力，少气懒言，舌质淡有瘀斑，脉细涩或结代，常可选用舒心口服液、通心络胶囊、诺迪胶囊、补心气口服液等。⑤气阴两虚证，症见心悸气短，胸闷心痛，神疲倦怠，五心烦热，夜眠不安，舌红少苔、脉细数，常可选用康尔胶囊、黄芪生脉饮、滋心阴口服液等。

这个患者从症状上看辨证应属气阴两虚型，本来就是阴虚阳偏亢的体质，而冠心苏和香丸本用于寒凝心脉证，方中有苏和香、丁香、乳香、荜茇等温阳行气的药物，服用后自然会出现心慌加重、手脚心热加重及口干、口苦、牙龈痛等热象。

3. 剂型不同功效会有不同

同一种药物，剂型不同，其药性特点甚至功效会不同。在现代中成药中，一方多种剂型的中成药众多，有些功效可能差别不大，但有些功效是有差异的。例如藿香正气口服液和藿香正气水，虽都是口服液体制剂，但前者是属于合剂，作用相当于汤剂；而后者是属于酊剂，含有酒精。二者作用虽与原传统剂型藿香正气散相仿，但如果让驾驶员、高空作业者服用藿香正气水，则存在安全隐患。

4. "有毒"中成药严控使用剂量

凡中成药都标有常用剂量，因此无论医生处方用药或患者自行买药服用，都应按说明书规定剂量用药，千万不要有"中药没有毒性，多吃、少吃不碍事"的观念。特别是近年来中成药逐渐用于治疗急危重证，如中风痰迷、热病神昏、肺热喘咳、风湿顽痹、胸痹心痛、良恶性肿瘤等显示了较好的疗效，使用药物范围逐渐扩大，一些含有毒成分的中成药也被临床广泛应用。因此，对含有砷、汞、铅及斑蝥、蟾蜍、马钱子、乌头、巴豆等成分的中成药一定要严格控制使用剂量，不可过服，尤其不宜连续长期用药，以免引起过量或蓄积中毒。

对于特殊用药人群如老人、儿童、孕妇、肝肾功能不全患者，更要注意用药剂量，如确实因治疗需要使用中成药，应以减小剂量为宜。

5. 中成药联用注意配伍禁忌

中成药之间配伍也应符合"七情"配伍规律。如附子理中丸与四神丸"相须"合用，治疗脾肾阳虚、五更泄泻，以增强温肾运脾、涩肠止泻的功效。又如，以乌鸡白凤丸为主治疗妇女气血不足、月经不调，配以香砂六君丸为辅，"相使"为用，开气血生化之源，增强乌鸡白凤丸养血调经之功。"相畏"、"相杀"配伍是以一种药物抑制或消除另一种成药的偏性或毒副作用。如用金匮肾气丸补火助阳、纳气平喘功效治疗肾虚作喘；若久治不愈，阳损及阴，兼有咽干烦躁者，又应当配以麦味地黄丸或生脉散防止金匮肾气丸燥烈伤阴。

药物联用，必有宜忌。中成药联用也要注意配伍禁忌问题。如：复方丹参滴丸和速效救心丸同属气滞血瘀型胸痹用药，其处方组成与功效基本相似，在临床应用中选择其一即可。该类药物往往含有冰片，由于冰片药性寒凉，过量服用易伤人脾胃，导致胃寒胃痛。因此在中成药联用或中成药与汤药联用中应注意同种药味的"增量"，以免引起不良反应。

6. 使用时避开禁忌

（1）饮食禁忌：患者在服药或用药期间，对某些食物不宜同时进服，要有所禁忌，即通常所说的忌口。具体来说，是在服药期间不宜吃与药性相反或影响治疗的食物。患哮喘、支气管炎、斑疹疮疡、过敏性皮肤病的患者忌腥膻、辛辣、发物的食物，如鱼、虾、蟹、羊肉、狗肉、辣椒、韭菜、荞麦、豆芽等；服含有人参、党参的中成药时，应忌食萝卜、绿豆、山楂、茶叶等；含甘草、黄连、桔梗、乌梅的中成药忌猪肉；含天门冬的中成药忌鲤鱼；含白术的中成药忌大蒜、桃、李等；含土茯苓的中成药忌茶。

（2）证候禁忌：每种中成药都有其一定的适应范围，如参芍片主治气虚血瘀型冠心病，实热证者忌服，高血压高血脂患者慎用。六味地黄丸主治肾阴不足，肾阳虚者忌用。

（3）妊娠禁忌：妊娠禁忌药有毒性大小、性能峻缓之别，对胎儿及母体影响程度也有差别，将其分为妊娠禁用药和妊娠慎用药两大类。凡禁用的中成药绝对不能使用，慎用的中成药虽可根据孕妇患病的情况酌情使用，但必须有相应的措施，在没有特殊需要时应尽量避免使用，以免发生医疗事故和纠纷。

（4）其他：一些文献指出："凡服药不可杂食肥猪、犬肉、油腻羹脍，腥臊、陈臭诸物。""凡服药不可多食生蒜、胡荽、生姜、诸果、诸滑滞之物。"指出了在服药期间一般都要忌生冷、腥膻油腻、不易消化及有刺激性的食品。药品说明书也有类似的或更详尽的表述，要注意参照。

第7天

顺四时而养生—保持健康的捷径

养生，又称摄生。关于摄生的含义，老子的解释是："摄，养也。"就是指护养身体，保全性命的意思。四时养生，顾名思义，就是顺应自然界春、夏、秋、冬四时季节变化，通过护养调摄的方法，达到健康长寿的目的。正因为人禀天地之气而生，法四时而成，所以中医学养生首要注意的叫作"顺四时"。

1. 春季养生法

春季有 3 个月，始于农历立春，止于立夏前一日。包括立春、雨水、惊蛰、春分、清明、谷雨 6 个节气。《素问·四气调神大论》指出："春三月，此谓发陈。天地俱生，万物以荣。"春为四时之首，万象更新之始。春季为阳气生发之时，应注意顾护调摄人体阳气。还应以木的生长、升发、条达舒畅的特性为基本原则，联系其"相生、相克"的关系以调摄养生，具体贯穿到饮食、运动、起居、防病、精神等各个方面去。中医认为，春季属于五行中的木，肝属于"木"。肝的特点主疏泄，在志为怒，恶抑郁而喜调达。因此，从立春开始，在精神方面，应该力戒暴怒、忧郁，要保持乐观向上快乐的心境。在生活起居上，应"夜卧早起，广步于庭"，以应春季阳气升发。在运动方面，春天正是吸取自然之气、养阳的好时机，而"动"为养阳最重要一环。人们应该根据自己的体质，选择适宜的锻炼项目。在饮食调摄上，应"减酸宜甘，以养脾气"，防肝木过旺克伐脾土。

2. 夏季养生法

夏季，指阴历四至六月，即从立夏之日起，到立秋之日止。其间包括立夏、小满、芒种、夏至、小暑、大暑等 6 个节气。《太玄经》释为："夏者，物之修长也。"董仲舒曰："阳长居大夏，以生育万物。"《夏季摄生消息论》中说："夏三月，属火，主于长养。心气火旺，味属苦。"认为夏季暑气当令，内应于人体五脏之心，阳气外发，伏阴在内，是人体新陈代谢旺盛的时期。

对于夏季的养生原则，《素问·四气调神大论》说得明白："夏三月，此谓蕃莠；天地气交，万物华实，夜卧早起，无厌于日，使志无怒，使华英成秀，使气得泄，若所爱在外。此夏气之应，养生之道也。"这段话告诉我们，夏季3个月，是万物繁荣秀丽的季节，天气下降，地气上升，天地之气上下交合，各种植物大都开花结果。人们在这个时候应该晚睡早起，不要厌恶夏季日长天热，要心情愉快，不可急躁易怒，精神要像有花苞的植物一样秀美而充实，使体内的阳气能向外宣通开泄。因此夏季养生必须遵循"养长"的原则，如果违背了这个原则，就会损伤心气，到了秋天，容易发生疟疾等病，降低机体对气候变化的适应力，到了冬天还可能旧病复发。

夏季养生，应在调摄精神、谨慎起居、调节饮食、避暑防害等方面多加注意。在调摄精神方面，保持心情平静尤为重要。只有在精神调养上保持愉快的心态，忌恼怒、忧郁，气机才得以宣畅，通泄才得以自如。在炎夏酷暑之时应尽量不做剧烈的体力活动和紧张的脑力思考，不宜把复杂的计算、高难度设计等放在盛夏酷暑的时间进行，以免劳神伤津。

（1）在起居调摄方面：夏季是人体心火旺、肺气衰的季节，应晚睡早起，顺应自然，保养阳气。居室应合理通风，以自然通风为好。养成午睡的习惯，一般以1小时左右为宜。

（2）在调节饮食方面：在化湿祛暑的同时，要健脾益胃。既要补充损耗的物质，又要供给机体维持正常生理活动功能的需要。补品以清淡芳香为主，清淡易于消化，芳香刺激食欲。适当食用一些冷饮，以降温防暑。

（3）在避暑防害方面：充分利用降温措施，勤洗澡，常换衣服，但应注意不能贪凉过度，纳凉睡觉时，要注意盖好腹部。夏天生活和工作时应比其他季节更为谨慎，要处处留神，防止开水烫伤，蚊虫咬伤，钉子、玻璃刺伤和割伤。

（4）要谨防冷气病：所谓冷气病，是指人们久处冷气环境下工作和生活时所患的一种疾病。轻者面部神经痛、下肢酸痛、乏力、头痛、腰痛、容易感冒和不同程度的胃肠病等；重者会出现皮肤病和心血管疾病。而老年人中出现的各种症状更加明显。因此，应做到室内外的温差不宜太大，以不超过5℃为好。室内温度不少于25℃。入睡时，最好关上冷气机；冷气房里不要长期密闭，有条件时要常使室内空气与外界空气流通。当在室内感觉有凉意时，一定要站起来适当活动四肢和躯体，以加速血液循环。若患有冠心病、高血压、动脉硬化等慢性病，尤其是老年人，不要长期待在冷气环境里，患有关节痛的人亦不要长期在冷气环境里生活。

3. 秋季养生法

秋季，是从立秋之日起，到立冬之日止，其间经过处暑、白露、秋分、寒露、霜降等6个节气。秋季，气候处于"阳消阴长"的过渡阶段。立秋紧随大暑，气候延续夏天的炎热，秋阳肆虐，气温很高，有"秋老虎"之说。再加上常常秋雨绵绵，湿气较重，因此气候以湿热并重为特点。白露过后，雨水渐少，天气干燥，昼热夜凉，气候寒热多变，稍有不慎，容易伤风感冒，许多旧病也容易复发，因此秋季被称为"多事之秋"。

《素问·四气调神大论》说："秋三月，此谓容平，天气以急，地气以明；早卧早起，与鸡俱兴；使志安宁，以缓秋刑；以敛神气，使秋气平；无外其志，使肺气清；此秋气之应，养收之道也。逆之则伤肺。"这可以看作秋季养生的原则。中医学认为，秋季燥气当令，为秋季的主气，称为"秋燥"，其气清肃，其性干燥。因此，燥邪伤人，容易耗人津液，所谓"燥胜则干"，津液既耗，必现一派"燥象"，常见口干、唇干、鼻干少津、大便干结、皮肤干燥甚至皲裂等症。五行之中，肺脏属金，旺于秋季。燥邪容易伤肺，引起咳嗽或干咳无痰、口舌干燥等症。因此，秋季养生应遵循《素问·四气条神大论》提出的"秋冬养阴"的原则，注意护阴润燥。

在精神调摄方面，要使情绪乐观，保持内心平静，神志安宁，不要悲愁忧伤，以收神敛气，为冬令阳气潜藏做准备。在饮食调摄方面，以甘润温养的食物为主，既不可过热，也不能太凉。要尽可能少吃葱、姜、蒜、韭菜、辣椒等辛味食物，也不宜多吃烧烤，这类食物多吃容易上火，使人暴躁不安。可多吃一些酸味的食物，要减辛味，增酸味，以免肺气太过，损伤了肝脾功能。

4. 冬季养生法

冬季是从立冬日开始，经过小雪、大雪、冬至、小寒、大寒，直到立春的前一天为止。冬三月草木凋零，冷冻虫伏，是自然界万物闭藏的季节，人体的阳气也要潜藏于内。因此，冬季养生的基本原则是要顺应体内阳气的潜藏，以敛阴护阳为根本。

《素问·四气调神大论》中说："冬三月，此谓闭藏，水冰地坼，无扰乎阳，早卧晚起，必待日光，使志若伏若匿，若有私意，若已有得，去寒就温，无泄皮肤，使气亟取夺，此冬气之应，养藏之道也。"这段话强调了在冬季，应以"养藏"为中心，重视自身阳气的养护。否则"逆之则伤肾，春为痿厥，奉生者少。"人体能量和热量的总来源在于肾，就是人们常说的"火力"。

"火力"旺，反映肾脏功能强，生命力也强；反之，生命力弱。冬季时节，肾脏功能正常，则可调节机体适应严冬的变化，否则，将会使新陈代谢失调而发病。

在精神调摄方面，重在安定心志，注意神情安静，不要使情志过激，以免骚扰潜伏的阳气。在饮食调摄上，应多吃些营养丰富的食物，以使机体能摄取足够的养料和热量，更好地抵御寒冷。偏阳虚的老人，可以多吃羊肉、狗肉、红枣、桂圆等食物。偏于阴血不足的老人，多吃鸭肉、鱼肉。冬季的饮食调节，还要注意不宜吃得过饱，以少吃多餐为佳。在起居调摄方面，注意早睡晚起，使体内阳气不受干扰。老人、儿童及体弱者，冬天要特别注意保暖背部，避免阳气受到伤害。